梁氏灸治应用

LIANGSHI

JIUZHI

YINGYONG

梁德斐 / 编著

中国中医药出版社
·北 京·

图书在版编目（CIP）数据

梁氏灸治应用 / 梁德斐编著 . —北京：中国中医药出版社，2018.2
ISBN 978 - 7 - 5132 - 4399 - 5

Ⅰ . ①梁… Ⅱ . ①梁… Ⅲ . ①针灸疗法—临床应用—经验—中国
Ⅳ . ① R246

中国版本图书馆 CIP 数据核字（2017）第 201290 号

中国中医药出版社出版

北京市朝阳区北三环东路 28 号易亨大厦 16 层
邮政编码 100013
传真 010-64405750
廊坊市晶艺印务有限公司印刷
各地新华书店经销

开本 880×1230 1/32 印张 8.25 彩插 0.5 字数 157 千字
2018 年 2 月第 1 版 2018 年 2 月第 1 次印刷
书号 ISBN 978 - 7 - 5132 - 4399 - 5

定价 35.00 元
网址 www.cptcm.com

社 长 热 线 010-64405720
购 书 热 线 010-89535836
维 权 打 假 010-64405753

微信服务号 zgzyycbs
微商城网址 https://kdt.im/LIdUGr
官 方 微 博 http://e.weibo.com/cptcm
天猫旗舰店网址 https://zgzyycbs.tmall.com

如有印装质量问题请与本社出版部联系（010-64405510）

内容提要

　　本书以梁氏父辈灸治临床应用为中心，将梁氏家族灸治应用情况进行了一次初步总结。全书共分三篇，杂谈篇总结了历代部分医家灸治应用和发展情况，阐明了梁氏家族体会到灸治的重要作用和对灸治坚定不移的保护意识；灸法篇以十四经脉腧穴为主，全面介绍梁氏家族常用灸治腧穴、常用灸法操作，将各种相关问题做简要论述，并阐述其独特见解；临床篇以具体病例灸治经过体现临床常见病灸治应用心得。本书的经验总结是对针灸临床应用的一大补充，内容简明扼要，会对灸治应用起到很大帮助，适合针灸专业人士阅读参考。

自　序

　　针灸是一门内涵很深的中医学科，是需要挖掘利用的自然疗法，可以为人类健康做出一定贡献。现在全世界医学界基本上都知道中国针灸，许多国家在积极推广应用，国内也在大力发展，大小医院均设针灸科，对开展临床工作起到积极作用。

　　针灸包括针刺法和灸治法两大部分，虽然两大部分均以经络腧穴为基础，但取材不同，操作各异，效果也有着根本性差别。古人云："药之不及，针之不到，必须灸之。"也就是说，临床中应针、灸、药联合应用，相辅相成，这才有完整的针灸价值。通过长期针刺和灸治结合应用的比较、观察得出，针刺应用灵活普及，灸治作用持久、见效快、疗效显著，对一些迁延不愈的慢性疾病尤为适宜。而且灸治法也和针刺一样，不受时间、地点、年龄、性别、病种等限制，可与针刺同用，互补不足。其本身有独特作用，可治疗许多病症。

　　现在临床多以针刺法代替针灸治疗，灸法很少应用。虽然个别人也想选用灸法，但应用现状比较单一，得不到推广。我在临床上应用灸治法收到了许多意想不到的效果，也看到现在有许多病人很需要灸治却得不到合适的机会，目睹灸治被弃而不用，我心中无比焦虑。由于家中三代人从事针灸临床工作，家父深研灸治疗法，积累了一些经验，对灸法有着深刻体会，所以我将灸治法中的方方面面心得进行整理总结，并将几种最常用的灸治方法、临证取穴、治疗验案，以及灸治中遇到的一些问题做一汇编。虽是经验杂谈，但也可供同仁参考，目的在于通过信息传播，使得中医针灸的另一半财富——灸治法，也能够为人类健康事业做出贡献。针灸是我国一大财富，相信在继承和发扬的道路上能够得到全面发展。

本书内容纯属家族经验，内容粗浅，尚不完整，祈请谅解。本书撰写过程中得到恩师王居易老师的指点，在此叩谢！

梁德裴

2018 年 1 月

目录 | CONTENTS

杂谈篇

一、对针灸的认识

自 2010 年 11 月 16 日，世界联合国教科文组织将中国针灸列入"人类非物质文化遗产"行列后，在全世界医学领域内，众多专家学者开始真正认识"针灸"这个名称并逐步了解其内涵，各国人士对学习中国针灸的热情更为高涨。但是，单从表面认识"针灸"名称，并不是推广针灸的要点，而是必须从实质上去认识针灸，才有真正的意义。

针灸内涵极其深奥。就具体内容分析，经络研究投入大量人力物力尚无定论；针灸治疗效果没有评估标准，针灸治疗范围缺乏针对性。随着现代医学不断细化，针灸这一领域的研发和利用，临床工作如何适应时代需要，这一系列研究工作的深入，恐怕几代人都未必能实现。

当前首先要认识针灸的概念，针灸名称所包含的内容是什么？作为专业学习，还是科研工作？学好针灸基础知识后，需要全面掌握针灸的医疗技术才能更好地为临床一线服务。所以，必须懂得针灸是由针刺法和灸治法两种方法组成的，也就是说，这门学科的核心是有针刺和灸治两套技术。每位针灸专业人士，尽可能掌握这两套特殊技术才能发挥更好的作用。它们是中华民族几千年来的实践真知，缺一不可。可以形象地把针与灸比作一对"夫妻"，针刺好比"妻子"，操作徐徐得气，柔软进针留针，达到一定刺激量后获得预期效果，出针后作用慢慢下降；灸治好比"男人"，力大，力猛，作用持久，直捣病所。只有夫唱妇随，家庭才能兴旺，子子孙孙才能繁衍发达。针和灸在任何时候都缺一不可。

20 世纪 60 年代，社会上流行一句话："牙痛不算病，痛煞无人问。"由于医疗条件差，牙科技术不发达，患者得了牙痛都找针灸大夫止痛。大家都知道，针合谷穴牙痛即能缓解。殊不知，针刺时虽然牙痛已经缓解，但患者回到家中又疼痛如前。如果加灸阳溪穴，疼痛复发率就能大大降低。灸治法操作易于掌握，作用持久。唐代是灸治鼎盛时期，一些医家弃针重灸，如唐代王焘，在其《外台秘要·明堂序》中写道："其针法古来以为深奥，令人卒不可解。经云：针能杀人，不能起死人，若欲录之，恐伤性命。今不录针经，唯取灸法。"确实，要想针刺操作难度比较大，好比写字，写得好必须练习书法，要想针刺运针自如，必须练习指力，否则施治者遇到督脉上的腧穴或关节间隙就无法进针，对睛明穴、天突穴这些腧穴无从下手。20 世纪·60 年代，赤脚医生学针灸，他们由于没有学好基本技能，造成医疗事故的很多。这就是王焘医家所说的"针能杀人"。灸治法作用于皮肤表面，通过艾的燃烧透入人体，不存在以上危险性。针刺与灸治各有所长，相互配合应用，会使治疗方案更加完善，对疾病的调整可以更为全面。缺少任一方面的方法，针灸的作用都会受到影响，治疗范围会缩小，甚至有可能影响针灸的发展。

从临床应用观察，处处都有灸治的适应证。比如简单的肱骨外上髁炎，若用针刺治疗，针刺多处，疗程长，效果不一定理想。如果运用灸治法，只灸一处，往往一两次即愈。再如，针灸科最常见的腰椎间盘突出症，医生都知道，椎间盘突出是由于腰部肌肉、韧带的功能出问题，使其对脊柱的固定作用减弱，导致椎间盘突出，神经根受压，临床症状较为剧烈。通过灸治的持续作用来加强肌肉、韧带的功能，剧烈的疼痛症状就会逐步缓解，既简单又能收到较好的效果。对于类风湿关节炎这类免疫性疾病，常常很难控制其发展，到后来关节出现畸形，甚至造成残疾。不妨采用化脓灸，增强新陈代谢，祛除风湿，可使疾病慢慢消除。神奇的是，通过灸治后，血细胞沉降率、类风湿因子下降，已变形的畸形关节通常可以恢复正常。

现在向世界推广针灸用的大都是针刺法，改良方法也比较多，用灸治的几乎没有。传统针灸在减少，这样会使针灸治疗范围大大缩小。针灸的本质认识日趋淡薄，因此必须提高对针灸传统意义上的认识，全面掌握针灸内涵，针与灸并重，这样才能算得上是完整的针灸。为了推广灸法，今特介绍灸治法。

二、灸治法发展简介

灸治起源于火的使用。远在旧石器时代，火的烘烤使人感到舒服，火的灼伤可以解除某种痛苦，人们受到以上启示，逐渐形成了灸治法。1974年长沙马王堆3号汉墓出土的《足臂十一脉灸经》和《阴阳十一脉灸经》为春秋战国时期的医学帛书。其临床案例均为灸治记载，可谓是灸治最早的专著，远远早于《黄帝内经》。在古老的医学著作《黄帝内经》中，我们的祖先已经将灸治与针刺作为常规治病手段应用于临床。如《灵枢·经水》云："其治以针艾。"艾即艾灸治疗。秦汉以前主要以艾炷灸为主，亦有燔针刦刺。到了晋唐时期，灸治应用开始昌盛。我国第一部针灸专著《针灸甲乙经》，在每个腧穴下规定了艾灸壮数，而且主张瘢痕化脓灸。《针灸甲乙经》卷三论述："欲令灸疮发者，灸履熨之，三日即发。"《针灸甲乙经》还对29个禁灸腧穴的不良反应做了详细说明，可知作者对灸治应用有了诸多总结。

东晋医家陈延之是我国主灸派先驱之一，其著《小品方》云："灸得脓坏，风寒乃出，不坏则病不除也。"验证了《针灸甲乙经》中为何要想办法促使灸瘢化脓的原因。

东晋医家葛洪在《肘后备急方》中，最早倡导急症用灸。全书有99条均记载灸治，广泛应用于外、妇、儿、五官科等

30多类疾病，对灸治的作用、效果、操作、宜忌等进行了全面论述。与此同时，书中还记载了隔蒜灸、隔盐灸、隔椒灸、隔面灸等，以及用瓦甑等物的施灸方法，为灸治的多样化发展开辟了途径。

唐代医家孙思邈，主张上工治未病之疾，神工深究萌芽，在预防保健方面用灸法。他说："凡人吴蜀之地游览，肢体可常取两三处灸之，勿使疮暂愈，则瘴疠、温疟毒气不能侵袭人体。"在其《备急千金要方》和《千金翼方》中主张针、灸、药并重。他说："若针而不灸，灸而不针，非良医也；针灸不药，药不针灸，尤非良医也。"又谓："其有须针者，即针刺以补泻之，不宜针者，直尔灸之。"说明临床中灵活运用，针与灸作用互补，对不宜针刺的部位或某种原因不宜针刺者，可用灸治代替。

隋代医家巢元方撰《诸病源候论》提倡，灸各自所属的背俞穴，治疗五脏及五脏相关病证。其中对防治小儿科疾病内容颇多，尤其是灸治新生儿破伤风，灸面颊防口噤，开启了幼儿可用灸治的先例。按巢氏思路，我们在临床中收治了多例破伤风大发作患儿，均用灸治法抢救了他们的生命，验证了巢元方的灸治疗效和治疗方法的正确性。

唐代灸治发展到鼎盛期，许多医家重灸弃针。王焘在其《外台秘要》中"针能杀人"一语，认为："其针法古来以为深奥，令人卒不可解。经云：针能杀人，不能起死人，若欲录之，恐伤性命。今并不录针经，唯取灸法。"说明针刺操作上的难度，而灸治法安全性强，操作易于掌握。他完善了重灸派的理论，将所有灸治腧穴分别列于十二经中，记述其部位、取法、主治病证、施灸壮数。他单用灸法，从开始壮数少到逐次递增等方面详细论述。他的学术思想扭转了"重针轻灸"的偏向。

宋代医家许叔微主张阴证用灸，其灸补肾阳的学术观点，形成了许氏独有的灸治思想。其所著《伤寒百证歌》中第十四证的"阴证阴毒歌"中，就有"阴病渐深腹转痛，心胸腹胀郑声随，虚汗不止咽不利，指甲青黑面色黧，一息七至沉细疾，速灸关元不可迟"，灸至"以手足暖和为效"的以补阳祛阴毒的灸治方法。

金元四大家之一刘完素，主张热证用灸，他认为灸有"引热外出"和"引热下行"的作用。对"疮痛者，火之属"，外灸之可"引邪气出"。对上有阳热，下有阴、寒、热三塞格拒证，可用"引热下行"之法，灸足上太溪与昆仑，以祛阴寒，引热下移，使阴阳交通，格拒分除，打破了传统热证不能用灸的常例。

宋代医家王执中所著《针灸资生经》，是一部切合实际的临床针灸著作，他常以自身的体验来丰富针灸治疗内容。如在"溏泄"条下，虽以《铜人》的选穴——三阴交、地机、太冲为主，但按语中自身体验明确指出："若灸溏泄，脐中第一，三阴交等穴及其次也。"王氏灸与针二法并重，以灸法应用最多。其列出 20 多种病证，常用一穴灸治。如水肿灸水分；鼻炎灸上星，壮数少，且有效；如伤风咳甚灸结喉下 3 壮；疝气偏坠灸关元旁 3 寸 7 壮；牙痛灸外关 7 壮。同时，他还运用火针或温针，符合当代针灸的临床要求。

南宋医家窦材，把灸治摆在头等位置。他的学术思想是："保命之法，灼艾第一、丹药第二、附子第三。"他用灸治法挽救了许多生命。同一时代，医家庄绰年少时患痨疾，就是现代肺结核病，"得泉州僧人灸膏肓，逐一而愈"。他以自己的亲身体会写成《灸膏肓俞法》，这部灸痨专著谓："此穴可灸六百至一千壮，无所不治，主羸瘦虚损，梦中失精，上气咳逆。""温此灸迄后，令人阳气康盛。"他在序、跋中引用了孙真人"若能用心循法，求其穴而灸之，无疾不愈"之说，阐明了灸膏肓穴的功效。通过大量临床观察，灸膏肓穴确有"无疾不愈"之效，这一发现实属宝贵。

金元四大家之一朱震亨，浙江义乌人，论著甚多。其继承《灵枢·背腧》灸的补泻学说，认为："若补火，任其自然至皮肉方去之，不用吹火；若泻火，不等艾火燃至皮肉便除之，并用口吹风使之气得散。"并阐释了灸治用于实热和虚热的原理，认为"火以畅达，拔引热毒，此从治之意"。又大病虚脱，本属阴虚，而用艾火灸丹田，补阳，阳生阴长。其把灸治用于热证归纳为以下作用：①泻引热下，可灸涌泉 5 壮立愈。②散火祛痰，灸治鼻流臭涕、痰郁火热之证，灸上星、合谷、足三里等。③养阴清热，如《名医类案》载："一壮年咳嗽，咯血，发热，肌瘦者，丹溪为灸肺俞五次而愈。"

元代王国瑞所著《扁鹊神应玉龙歌》，为针灸教材所载，其语背诵朗朗上口，内容实用性强，多以针刺和艾灸并用，补泻兼施。

明代李梴编撰的《医学入门》，又为倡导灸治进行总结，强调灸治有温、清、补、泻之功。其谓"药之不及，针之不到，必须灸之"，说明临床许多情况需用灸治解决，灸治有其特殊功效。

明代薛己认为，灸焫补阳促脓。在其《外科发挥》中记载，用灸治"肿痛""溃疡""发背""脑疽""鬓痈""疔疮""臂痈""脱疽""瘰疬""流疰""杨梅疮""悬痈""疯犬咬伤"等验案中，认为灸焫法补阳行气，使阴肿成脓，以达到一次而溃的目的，还可散痰结、行气血，使肿痛得消，起到补阳行气，扶正祛邪，使阴毒不得内陷，终致外出的作用。他开创了外科治疮疡全面用灸的先河。临床运用隔蒜灸或化脓灸治疗疮疡，消炎和收敛作用确实显著。

明代杨继洲所著《针灸大成》是继《针灸甲乙经》后的又一次大汇编。他主张针刺、灸治并重，用较大篇幅讲述灸治的材料、点火法、壮数、炷火先后、发灸疮、贴膏药等。他根据针与灸两法各自的特长及不同病情的需要，提示施治者做出正确的选择。其中有单用灸法治张相公长孙的泻痢，亦有针灸并用者。《穴有奇正策》中说："间可以针而针，时可以灸而灸……或针灸可并举之。"说明针与灸可灵活应用，互相配合。

明代名医张景岳的《景岳全书》《类经》《类经图翼》等巨著，注重温补，偏重灸焫。他认为，"要收全功，艾火为良"，"灼艾之功，胜于用药"。在"诸证灸法要穴"章节中指出，灸有三大作用：一是行气活血，即疏通经络，宣通血脉，行气化瘀，开郁破滞；二是回阳补气，即祛除寒邪，升阳举陷，温补脾胃；三是散风拔毒，消肿止痛。他还将灸法应用于临床，说明灸有温补、温散、温升等方面的作用，将灸治做了一次全面大总结，非常切合临床应用中反馈的功效。

灸治最早应用是直接灸，后来医家经过临床观察，化脓灸作用大，就开始想方设法促进化脓，并大力推广化脓灸。到晋唐时期，有的医家发现艾下面隔些物品，既不烧伤肌肤，又会产生不同的效果，就采用一些隔物灸。到了宋代又出现毛茛、芥子泥、斑蝥等自己发疱的自灸方法。明代涌现出药末与艾绒混合制成艾卷，将艾卷点燃，以纸隔之点穴，于隔纸上用实力按之，得腹内觉热，汗出即瘥的雷火灸。此外，还有灯心灸、药线灸等散布在民间的各种灸法。清代只有少数人传承灸治技术，逐渐摒弃直接灸和化脓灸，将雷火灸的艾卷改用纯艾绒制成艾条后，施行温和灸或温针灸。为了操作方便，当今时代制成温灸盒，将艾绒或艾条放入温灸盒内温灸，称为热敏灸。也有人用温灸膏外贴、电磁波治疗仪（TDP 灯）照射等方法，使局部温热来代替传统灸法。

纵观几千年来灸治法的发展，其真正的灸治主力为直接化脓灸，它经过了历代医家大量的临床验证，是从各种病证治疗应用中总结出来的宝贵经验，是经过一代又一代医者不断补充后公之于世的实践真谛。针与灸的兴兴衰衰取决于从医者的偏重运用，也取决于统治者的决策。如清政府禁止针灸工作开展，就使得针灸衰落。现阶段政府大力推广中医针灸，让医务工作者充分发挥各自特长，针灸事业得到了发展。在现代高科技时代，临床实践证明，针灸仍然是一种很有价值的治疗手段，需要我们去挖掘、继承和发扬。面对繁重而艰巨的任务，请有志同仁来共同完成。

三、对灸治作用的理解

人类发病机制无法统计，同一种疾病可能有许多致病原因，同一种病因又会引发很多疾病，甚至有很多疾病的发病机制尚不清楚。从临床发病情况和病理现象观察到，除了先天性、遗传性疾病外，本人将疾病发生情况概括为三大类。在这三大类病证中，灸治可能会起到相应的作用。

（一）外伤性疾病

不管伤到何处，均会导致组织损伤，当时就可能出现各种反应。在控制了急性症状，进入恢复期后，有一部分人遗留了后遗症，甚至痛苦终身。本人曾对多例臂丛神经损伤而致上肢瘫痪的病人施行针灸治疗，恢复情况良好。有一位交通事故导致臂丛神经损伤的女病人，做神经对接手术后，上肢功能未能恢复，针灸治疗中给予直接灸大椎、肩髃、肩外俞、天宗、曲池等穴，经过23次治疗，手功能恢复正常。她后来去医院做事故鉴定时，遇到一起做手术的病友，同样的病症，但病友没有进行针灸治疗，手功能未能恢复。由此说明，针灸可以促进组织功能恢复。临床中遇到外伤后出现的各种症状非常多，应尽早及时配合针灸治疗，肯定会有很大帮助。即使是造成瘫痪或陈伤时间已久，也能使症状缓解，疼痛减轻，很多瘫痪病人接受相应治疗后，病情均得到了一定改善。

（二）炎症性疾病

炎症性疾病可分为外源性和内源性两类两类。导致炎症有各种原因，当炎症发作时，机体内环境会发生变化，若急性期得到控制，对人体的伤害是短暂的，若炎症迁延不愈，就会使人体功能发生一系列变化。灸治消除炎症的作用已从临床中得到大量验证，例如风湿性关节炎，通过化脓灸祛除风湿，各项不良指标均会下降；慢性支气管炎病症，通过化脓灸能使肺功能改善，气管炎症状减轻或者消除；胃溃疡患者，化脓灸章门穴后，溃疡面有可能得到修复。特别是各种慢性炎症导致五脏六腑功能下降，可以及时采用针灸治疗，有望改善脏腑功能。因此，很多炎性疾病可以配合针灸治疗。

（三）瘀阻性疾病

随着检查水平的不断提高，疾病瘀阻部位有可能得到精确定位，如心肌梗死、脑梗死、血管斑块。但有许多瘀阻随外伤或炎症会随时发生，也有随某处的瘀阻而扩大症状范围，并随时转化。比如一个猛力动作，使腰椎间盘突出，造成局部压迫阻塞现象，除局部发生水肿、瘀阻及无菌炎症等情况外，还有可能出现腰腿经脉不畅。灸治对这些症状的改善能起到相应作用。曾有一位腰椎间盘突出患者行化脓灸治疗，灸治3次。虽然症状有所缓解，但因听他人劝说，需手术才能彻底治愈，于是去做了手术。在手术中医生发现腰椎间盘突出部位经过灸治后，有5cm左右深的组织均发生明显变化，让患者说明是否在施灸过程中放入药物。通过这位病人的信息反馈，可以看出化脓灸会对人体组织及内部环境引起一系列持久的变化。这些变化是否改善了经脉的运行，从而消除了瘀阻，有待进一步研究。

四、中医、西医对灸治的理解

（一）从中医理论理解灸治

《现代针灸学》（第9版）中，将灸治的作用归纳为以下四个方面。

1.温经散寒　一般来说，阳气充足的人精神阳光，满面桃花，神采奕奕；如果阴盛阳衰，则脸色灰暗或㿠白。为了补阳，人们常会多穿衣服，减少阳气宣发；到太阳光下晒太阳，得到阳热补充。人的阳气除自体产生外，可能过外界补充。一方面是间接补充，即进食壮阳食品或药品，通过脏腑消化吸收再获得能量。这就需要脏腑吸收功能良好，经脉运行正常才能完成。另一方面是直接补充，主要是提供温热。在治病方法中，补阳作用要以灸治最为快捷有效。比如一位脾胃虚寒病人，通过灸治温补脾胃腧穴，就有可能立即解决问题。全身阳气不足，免疫功能低下者，通过铺灸督脉，很多人得到调整后，即使隆冬季节亦不太怕冷。正如汪石山在《针灸问对》中所说："虚者灸之，使火气以助元气也；实者灸之，使实邪随火气而发散也；寒者灸之，其气复温也；热者灸之，引郁热之气外发，火就燥之义也。"人们意识到，物品放在阴暗潮湿的地方就会变质发霉或腐烂；多晒太阳，保持干燥就能保证物品正常。人虽是活体，但阳气很重要，它能主宰生命，如果长期阳虚内寒，湿重瘀阻，就有可能生病。因此，人体需要阳光，需要热量不断补充。一旦有病，可以用灸治这种较为有效的方法治疗。只有让阳气充足，人才会健康。

2. **扶阳固脱**　人临终时阳气全脱。阳气散去就毫无固摄力，因此大小便一下子全部流出，随即四肢全身冰凉。所以，阳气是主宰生命的动力。人体某个脏器阳气不足就会出现一些病症，如子宫脱垂、脱肛、疝气、尿失禁，甚至胃下垂或肾下垂，中医称为中气下陷，导致固脱作用减弱。再如，心阳虚会影响血液循环，出现四肢末端供血不足，指端白色或青紫，足肿等。脾胃阳虚会泄泻不止。每个脏腑阳虚均会出现相应的症状。这些阳虚的人缺少动力后，有时很难用药物调整。曾治一位患痢疾的老人，由于饮食不洁，脾阳大伤，出现赤白痢两月余，每日30多次泻痢，导致骨瘦如柴，全身皮肤干燥，似粗糠铺盖，任何方法都不能控制病情，卧室恶臭无法睡觉，只能搬到堂前。家属送来治疗，行化脓灸天枢、气海，3次即愈，足见灸治之功力。正如《扁鹊心传·须识扶阳》中曰："真阳气虚则人病，真阳气脱则人死，保命之法，灼艾第一。"灸治的扶阳固脱作用，不仅可以治疗疾病，有时也是挽救生命的有效方法。

3. **消瘀散结**　心、脑、肺等重要部位瘀阻常常是致命的。一些慢性堵塞会造成局部循环障碍，导致组织变性，形成肿块，甚至演变成肿瘤，情况多变。如果四肢血管发生堵塞，人们可以清楚地看到患肢肿胀，末梢青紫，指（趾）端青紫或发白，出现肢体冰冷等症状。如下肢闭塞性脉管炎，患肢膝以下均会发紫发黑，溃烂起来会掉足趾，中医称为"脱疽"。西医治疗有时须截肢。通过灸治的消瘀散结、温经通络作用，经脉得温则血行通畅，瘀阻也随之消散。20世纪80年代，临床中遇到很多淋巴结核病人，有的肿块大如鸡蛋，腹股沟淋巴结核大似手掌。中华人民共和国成立前后，由于药物缺乏，淋巴结核溃烂不休，不知多少患者因此丧命。当时将串、瘰、臁、胀四大病视为绝症，并将"串"放在这四大绝症的首位。"串"就是瘰疬，即淋巴结核。按照辨证选穴，选取经脉远道腧穴化脓灸，随着化脓开始，淋巴结会逐渐缩小散去，经过灸治的患者均得到治愈。正如王居易恩师讲课时比喻的那样："一旦河流堵塞，下游水流发生变化，形成堆积，其根源可能在上游，有更多更大的堆积物在阻碍河水流动，须开闸猛冲，堆积物方才能去除。"《灵枢·刺节真邪》曰："脉中止血，凝而留止，弗之火调，弗能取之。"灸治作用力猛、持久，对这类病证，古代人专用火攻，现代治疗亦可采用灸治法。

4.**防病保健** 艾灸疗法可以激发人体正气，增强抗病能力。现代对灸治的研究证实，灸能加强体内白细胞的吞噬功能，加速各种特异性和非特异性抗体的产生，增强人体免疫功能和抗病能力，从而有利于多种疾病的防治，并对癌细胞有显著的抑制作用。艾灸对人体有双向调节功效，既可使血压高者降低，又可使血压低者升压，对心率、血糖、血小板计数也可进行相应调节。当然，在这些调整中，没有慢性实质性病理表现情况下，艾灸可作为保健手段。由于各种因素产生条件反射而出现其他症状，则应从治疗方面考虑。曾对多例达到15岁发育阶段，但是身材明显矮小于正常孩子的患儿，施行化脓灸膏肓穴，治疗1个月体重基本增加2.5kg以上，身高增长2～3cm。出现这种效果究竟是灸治刺激胸腺激素的分泌，还是增强了心肺功能而促使孩子快速生长，有待进一步研究。

《医说·针灸》提出的"若要安，三里莫要干"，成了路人皆知的灸治保健座右铭。民谚有："灸着灸不着，均抵三帖大补药。"说明灸以补为主。灸不但可以治病，还可以活跃生理功能，增强抵抗力，起到预防疾病、健壮体质、延年益寿的作用。如江西金溪的明代医家龚廷贤在《万病回春》卷四中记载，小儿断脐后，用艾灸脐蒂，以"壮固根本，强身延年"。又在其《寿世保元》中曰："成人每届中秋日灸一次，亦可保命延年。"并提出"炼脐法"，用乳香、没药、川楝子、麝香等药末填脐上，置艾施灸，有病者1日1次，无病者3日1次，灸之药焦即换药再灸。家父对灸治保健确有体会，常灸关元、足三里，到95岁仍耳聪目明。

（二）从西医角度看待灸治

如果从西医角度看待灸治，临床中可以实实在在见到灸治后病理指标趋于正常，病症消除。而中医针灸中，灸治的作用通过了几千年的验证和肯定。龚居中在治痨专著《红炉点雪》中评价："灸有拔山之力。"可见，灸治有着不可磨灭的作用。

在临床应用过程中，笔者发现灸治有以下几个方面的作用。

1. 提高免疫力　类风湿关节炎、强直性脊柱炎等一类免疫性疾病，通过灸治均能增强体质，明显消除炎症。一些 C 反应蛋白增高的人，通过灸治可以恢复正常。有些人不明原因出现羸瘦，软弱无力，中医称为"虚劳"证，通过灸治体重增加，体力恢复。可见，灸治可以使免疫功能显著提高。

2. 有效控制各种疼痛　20 世纪 70 年代遇到的胆道蛔虫症患者特别多，疼痛时患者号啕大哭，常予灸胆囊穴止痛，止痛后给予驱虫治疗，效果满意。颈椎病引起的颈肩疼痛，常需将手臂举过头顶才能缓解，通过灸大椎、肩外俞、天宗，疼痛可明显缓解。尤其是坐骨神经痛，灸治的止痛作用最明显。过去一直认为，这种止痛作用与内啡肽分泌有关，但从灸后局部组织深层变化分析，可能与消除炎症、祛除瘀阻等机体内环境变化、各种内因调动相关联。

3. 改善造血功能（有待研究）　血液疾病是医学中的难题，如果通过研究证实灸治能改善造血功能，很多医学难题均可突破。曾对 3 位血小板减少症病人进行治疗，他们的血小板最低时测不出来，引起大出血。有位 18 岁姑娘几次小便出血上千毫升，常需住院输血小板止血。另一位病人医院准备给予脾切除。这些病人常年鼻衄，牙龈出血，皮下广泛性紫癜，经过灸治症状能够明显好转，血小板保持稳定，且随访无复发。

4. 较快消除瘀肿　临床中常遇到踝扭伤的病人，足背踝部青紫肿痛，离经之血让其自行吸收，散去很慢，1 个月退不了，造成局部组织机化而产生一定的后遗症。有一位篮球运动员，由于足踝反复扭伤，来诊时左足肿至小腿已 1 个多月，不能行走，为其直接灸丘墟穴，两次即愈。对下肢静脉曲张引起的瘀肿，灸治效果同样很好。对瘀血造成的其他病症，灸治亦能起一定作用。

5. 消退炎症　治疗骨关节炎症，针灸应用很多，但对内脏的慢性炎症性疾病，针灸应用相对较少。20 世纪 80 年代许多人患痢疾、肠炎，且种类繁多，有阿米巴痢疾、细菌性痢疾、结核性肠炎、慢性结肠炎等，很多患者大便每日 10 次以上，到医院治疗的路上都要找厕所。他们到针灸科治疗的比较多，运用灸治往往效果显著。对其他内脏炎症，如慢性支气管炎、慢性肝炎、慢性肾炎等，如果配合针灸治疗，也有可能使机体各项功能得到调整。通过改善患者机体功能，有利于疾病康复。

6. 有效修复机体组织　从灸治对眼角膜的修复观察，灸治能迅速促进组织的修复。由于眼角膜无血管组织，因此没有直接的营养供应，一旦角膜损伤，自行修复较为困难。所以，治疗角膜病变的最新方法是角膜移植。但通过化脓灸肝俞穴、灯心灸耳尖穴、对角膜修复帮助很大。临床典型病例：眼科检查有角膜内膜下沉积；前房混浊，角膜斑翳满布；前房积脓，整个角膜为脓白色，视力消失，眼底窥不进；颜面水肿，结膜充血；角膜粟粒样溃疡点密布；角膜穿孔，呈羊脂状；带状疱疹及其他原因导致的病毒性角膜炎等角膜疾病，采用灸治得到修复，并恢复了视力。可见，灸治对组织修复能起很大作用。

临床中虽有多种灸治方法，各种灸法又可起不同作用，但就应用价值来说，以直接灸、化脓灸应用范围最广，作用最大。针灸是以经络和腧穴为基础来防治疾病的，针灸所起的作用也应通过经络和腧穴的性能来达到治疗目的。为了避免伤痛而采用热敏灸等改良方法，其作用在"片"上，而不是作用在腧穴"点"上，应该说缺少了针对性，而且刺激作用也较短暂，达不到预期效果。曾对一位脊柱结核病人进行治疗，由于这位病人初诊时极度虚弱，采用隔蒜灸治疗1周，结果症状毫无减轻。采用化脓灸1周，血细胞沉降率马上从122mm/h降到85mm/h。之后隔天化脓灸1个月（15次），血细胞沉降率降至30mm/h。对于此类情况，通过大量的临床比较，许多疾病只有采用直接灸、化脓灸，才能收到相应的效果，没有某种改良方法可以代替。当然，不同情况下以何种方法为主，都应认真选择应用，合理配合，让针与灸的作用发挥得更加全面。

炙法篇

第一章　常用施灸腧穴

本章的腧穴均为临床中最常用的、以艾炷灸为主的腧穴。其他灸法也可随时采用，但不做具体说明。对腧穴的穴名、定位和取穴方法均与教科书相同。定位方法只有简单介绍，具体可参照教科书。对每一腧穴的功效与主治基本上是经验总结，与书中有出入，同时对腧穴还做一些说明。

为了取穴方便，未将腧穴按经络编排，只按部位阐述。本内容只选择十四经中 65 个腧穴和 16 个经外奇穴进行介绍，对不常用于灸治的腧穴未讨论。通过对这些腧穴的介绍，只能提供参考，具体应按个人应用情况继续开发，不断总结，让灸治发挥更好的作用。

第一节　头部腧穴

1. 上星（督脉腧穴）

【定位】前发际正中直上 1 寸，脱发者从两眉间直上 4 寸。

【功效】清头目，通官窍，安神志。

【主治】①头痛：以前额痛、眉棱骨痛为主；②鼻炎、鼻出血；③眼部炎症、眼睑下垂、睁眼疲乏；④慢性咽喉疾病；⑤各种原因所致的记忆力减退；⑥头晕欲睡或睡眠欠佳。

【应用】非化脓灸 3～5 壮。

注：《甲乙经》灸 3 壮。

【说明】本穴为五官科疾病主穴，麦粒灸效果最佳，但 1 次灸治不必壮数太多，艾炷不宜太大。

2. 巨髎（足阳明胃经腧穴）

【定位】在面部，瞳孔直下，平鼻翼下缘处。

【功效】明目祛风，通鼻窍。

【主治】顽固性面肌痉挛。

【应用】无瘢痕灸 3～5 壮。

注：《甲乙经》为禁灸穴。

【说明】颜面部一般不采取直接灸，但面肌痉挛此处为发病点，灸此穴可以缓解是家族经验。

3. 翳风（手少阳三焦经腧穴）

【定位】乳突前下方与下颌骨之间凹陷中。

【功效】聪耳，散热，活络，散结。

【主治】①耳鸣、耳聋、慢性中耳炎等耳疾；②口眼㖞斜难以纠正；③牙关禁闭、面肌痉挛等；④瘰疬，主治颈部及耳根前后淋巴结核；⑤慢性腮腺炎、扁桃体炎；⑥顽固性呃逆；

⑦头晕头痛，颈动脉斑块；⑧甲状腺肿大。

【应用】化脓灸 5～9 壮。

注:《甲乙经》灸 3 壮。

【说明】本穴为耳疾要穴，也是诊疗颈颊部淋巴结核要穴。对面神经瘫痪损伤部位在耳蜗内，病根较深的以及急性期处理后面瘫难以恢复者，也必须灸治本穴。以上病症均较顽固，可以采用化脓灸翳风穴。经过 1 次化脓灸治疗后尚未彻底治愈的疾病，可以复灸。

4. 角孙（手少阳三焦经腧穴）

【定位】折耳郭向前，当耳尖直上入发际处。

【功效】聪耳，镇静，泻热。

【主治】腮腺炎（尤其是小儿腮腺炎）。

【应用】灯心灸 1 壮。

注:《甲乙经》灸 3 壮。

【说明】这是治疗腮腺炎特效穴，但目前很少用。

5. 百会（督脉腧穴）

【定位】头部前后发际正中线上，前发际上 5 寸与后发际上 7 寸交界处。需按前后发际测量折算后取穴，大多数人穴位处凹陷。正坐取穴。

【功效】苏厥开窍，升阳固脱，安神健脑。

【主治】①头脑昏沉，失眠多梦，神志不清；②头晕目眩，梦中失精，精神紧张；③血管性头痛、神经性头痛、三叉神经痛；④耳源性眩晕、耳鸣、耳聋、听力下降；⑤中气下陷所致的脱肛、脱宫、内脏下垂、尿失禁等；⑥脑部疾患：脑炎后遗症、脑外伤、脑中风；⑦精神、神经性疾病：癫、狂、痫、神经衰弱、神经官能症、老年痴呆；⑧小儿大脑发育不良、小儿遗尿、小儿夜啼；⑨脑供血不足、脑缺血、脑萎缩、帕金森病。

【应用】①非化脓灸3～7壮；②小儿用艾条温和灸10～15分钟。

注：《甲乙经》灸3壮。

【说明】百会为阴阳五会穴，能调理阴阳气血，尤其能提升人之精气，平定一切神志失控症状。因此，凡涉及神志病变，脑部疾病都可取本穴。对小儿受惊、夜啼不安往往一灸而愈。婴幼儿一般均采用艾条温和灸。

6.风池（足少阳胆经腧穴）

【定位】胸锁乳突肌与斜方肌上端之间凹陷处，与风府相平。简便取法：以风府相平，耳后发际缘是穴。

【功效】清头明目，祛风解毒，通利官窍。

【主治】①各种原因所致的头痛、头晕；②耳、鼻、眼科病症，尤其是眼睑下垂；③头部湿疹、疮疡、荨麻疹；④中风后遗症、帕金森病、头项不立；⑤强直性脊柱炎、慢性脊髓炎；⑥高位性截瘫、颈总神经损伤麻痹；⑦结核、虚热；⑧颈椎病，颈项酸胀。

【应用】非化脓灸 3～7 壮。

注:《甲乙经》灸 3 壮。

【说明】本穴适宜范围广。对慢性顽固性病症如强直性脊柱炎、颈椎生理曲度变直需反复灸之。眼睑下垂症必须灸本穴。头部瘙痒、湿疮灸治亦非常有效。

第二节　背部腧穴

1. 大椎（督脉腧穴）

【定位】后背正中线上，第 7 颈椎棘突下凹陷中。

【功效】解表，退热，开窍，助阳。

【主治】①长期低热：如结核、风湿病、免疫性疾病等；②项背强硬胀痛：如强直性脊柱炎、颈椎病；③头项不立：如颈椎病、小儿脑瘫、吉兰 - 巴雷综合征；④高位性截瘫：完全性或不完全性瘫痪；⑤老年慢性支气管炎、哮喘、咳嗽、肺心病等；⑥癫痫、抽筋、帕金森病、中风后遗症；⑦风疹、痤疮；⑧甲状腺功能亢进；⑨贫血、体虚乏力。

【应用】化脓灸 5～7 壮或非化脓灸 3～5 壮。

注:《甲乙经》灸 9 壮。

【说明】大椎是六阳经会穴，亦为退热要穴，其位于脊柱高处，对全身神经功能调整起到重要作用，可以治疗全身性疾病，多灸无妨。

2. 陶道（督脉腧穴）

【定位】后背正中线上，第1胸椎棘突下凹陷处。

【功效】解表，退热，安神。

【主治】①热病、疟疾、恶寒发热、咳嗽气喘；②骨蒸潮热（即早凉暮热）；③脊背胀痛、强硬；④癫狂。

【应用】化脓灸5～7壮或非化脓灸3～5壮。

注：《甲乙经》灸5壮。

【说明】本穴为治疟要穴，有和解少阳之功效。

3. 身柱（督脉腧穴）

【定位】后正中线上，第3胸椎棘突下凹陷中。

【功效】理肺，定惊，止痛，益气养血。

【主治】①咳嗽、小儿百日咳；②冠心病、风湿性心脏病；③气管炎、哮喘、肺结核；④背痛、脊柱炎、骨质疏松、脊柱结核；⑤贫血、血压相关性疾病。

【应用】化脓灸5～7壮或非化脓灸3～5壮。

注：《甲乙经》灸5壮。

【说明】以前日本人生下孩子即为其灸身柱防病强身。此穴可增强心肺功能，为强壮要穴之一。

4. 灵台（督脉腧穴）

【定位】后背正中线上，第6胸椎棘突下凹陷中。

【功效】清热解毒，宣肺解表，定喘。

【主治】①肺热咳嗽，气喘不得息；②肺气肿、老年慢性支气管炎；③肺源性心脏病；④脊背强痛。

【应用】化脓灸5～7壮。

注:《甲乙经》未注灸治壮数。

【说明】本穴为禁针穴之一，因此应用时主张只灸而不予针刺。此穴为平喘要穴，临床应用证实定喘效果很好。

5. 至阳（督脉腧穴）

【定位】后背后正中线上，第7胸椎棘突下凹陷中。

【功效】健脾胃，利肝胆，清湿热。

【主治】①心肺疾患；②急慢性肝胆疾病；③呃逆、噎膈；④急慢性胃病；⑤血液相关性疾病、贫血、血小板减少；⑥脊柱相关性疾病：急、慢性脊髓炎。

【应用】化脓灸5～7壮或非化脓灸3～5壮。

注:《甲乙经》灸3壮。

【说明】《玉龙歌》中：忽然咳嗽腰背疼，身柱由来灸便轻，至阳亦治黄疸病，先补后泻效分明。本穴位于横膈膜，对调整膈膜上下诸脏器功能起到重要作用，其穴与血之会穴膈俞并齐，因此，对血液系统疾病也能起到很好的作用。本穴适应证较广，多种病证可取之。

6. 筋缩（督脉腧穴）

【定位】后背正中线上，第9胸椎棘突下凹陷中。

【功效】解痉，镇静，舒经活络。

【主治】①癫痫；②胃脘疼痛；③经脉痉挛拘急反复发作；④背痛、背胀、脊柱疾病。

【应用】化脓灸5～7壮或非化脓灸3～5壮。

注：《甲乙经》灸3壮。

【说明】本穴为治癫痫要穴。

7. 中枢（督脉腧穴）

【定位】后背后正中线上，第10胸椎棘突下凹陷中。

【功效】舒经活络，健脾和胃，清热利湿。

【主治】①驼背、脊柱侧弯、脊柱炎、脊柱骨质疏松；②肝胆疾病。

【应用】化脓灸5～7壮或非化脓灸3～5壮。

【说明】本穴在胸椎下段，对胸椎与腰椎的稳定性起着重要作用，凡是胸腰段各种原因导致脊柱生理功能改变或病理性驼背者可灸此穴。

8. 悬枢（督脉腧穴）

【定位】后背正中线上，第 1 腰椎棘突下凹陷中。

【功效】壮腰健肾，助阳通络。

【主治】①腹痛腹胀；②肾虚腰痛；③腰椎结核；④腰椎侧弯、腰椎压缩性骨折；⑤阳虚尿频、早泄、便溏。

【应用】①化脓灸 5～7 壮或非化脓灸 3～5 壮；②温针灸。

注：《甲乙经》灸 3 壮。

【说明】由于 40 岁以下的人命门火旺，不主张灸命门穴，因此，40 岁以下病人可运用本穴替代命门灸治阳虚、肾虚病症。

9. 命门（督脉腧穴）

【定位】后背后正中线上，第 2 腰椎棘突下凹陷中。

【功效】补益命火，强阳健肾，调经止带，舒经活络。

【主治】①肾阳亏虚、尿频尿急、阳痿早泄；②慢性肾炎、肾功能障碍；③妇女宫寒腹痛、带多清稀；④肾虚腰痛、俯仰不利、腰膝酸冷；⑤脊柱疾病：腰椎结核、骨质增生、椎间盘突出、脊柱骨质疏松；⑥腰椎骨折、截瘫、多发性神经根炎、脊髓炎；⑦青光眼；⑧阳虚水肿；⑨贫血、血小板减少。

【应用】①化脓灸 5～7 壮或非化脓灸 3～5 壮；②温针灸。

注：《甲乙经》灸 3 壮。

【说明】命门穴补火作用强，中医认为，40 岁以前命门之火均旺盛，故不必灸之，避免火气太大，不利于身体。40岁之后命门开始火衰，可以多灸常灸。对慢性肾炎、肾阳虚衰引起的水肿，肾俞一起同时灸治能取得很好的效果。凡是肾有实质性病变，均可取本穴。治青光眼为经验取穴。

10. 腰阳关（督脉腧穴）

【定位】后背后正中线上，第4腰椎棘突下凹陷中，与髂后上棘相平。

【功效】强腰膝，调下焦，祛湿热。

【主治】①腰椎间盘突出或膨出；②先天性隐性骶裂；③脱肛、子宫脱垂；④盆腔炎、宫颈炎、输卵管炎；⑤马尾神经损伤所出现的各种病症；⑥腰腿麻木疼痛、下肢瘫痪、腰椎退行性病变；⑦腰椎麻醉后腰骶酸痛；⑧遗精、阳痿；⑨小儿遗尿、尿失禁。

【应用】①化脓灸5～9壮或非化脓灸5～7壮；②温针灸。

【说明】凡下焦病症，下肢病症均取本穴灸之。

11. 大杼（足太阳膀胱经腧穴，骨之会穴）

【定位】背部第1胸椎棘突下，正中线旁开1.5寸。

【功效】强筋骨，通经络。

【主治】①骨质疏松症；②项韧带钙化；③背胀；④心肺疾患。

【应用】化脓灸 5～7 壮或非化脓灸 3～5 壮。

注:《甲乙经》灸 7 壮。

【说明】本穴为八会穴中骨之会穴。凡涉及骨骼或骨骼相关的肌腱韧带疾病可取本穴,老年人骨质疏松者可多灸。

12. 风门（足太阳膀胱经腧穴）

【定位】背部第 2 胸椎棘突下,正中线旁开 1.5 寸。

【功效】益气固本,祛风解表,泻胸中热。

【主治】①风疹、湿疹;②各种皮肤病;③感冒经久不愈或容易感冒;④心肺疾病;⑤背胀背痛。

【应用】化脓灸 5～7 壮或非化脓灸 3～5 壮。

注:《甲乙经》灸 3 壮。

【说明】本穴祛风作用强,对风邪及里和腠理不固病症有良好疗效。

13. 肺俞（足太阳膀胱经腧穴,肺之背俞穴）

【定位】背部,第 3 胸椎棘突下,正中线旁开 1.5 寸。

【功效】调肺气,补虚损,清虚热,调营血。

【主治】①肺部疾患:咳嗽、气喘、咯血、肺结核、肺气肿、肺炎、支气管扩张;②心脏疾患:风湿性心脏病、肺源性心脏病、冠状动脉硬化;③皮肤病:荨麻疹、银屑病;④贫血、气短乏力;⑤背胀背痛;⑥表虚多汗、易感冒。

【应用】化脓灸 5 ～ 9 壮或非化脓灸 3 ～ 5 壮。

注:《甲乙经》灸 3 壮。

【说明】本穴为调理气机要穴,对肺部疾患、支气管扩张常年吐血病人灸此穴能收到良好效果。亦有因颈椎病引起背胀痛者,灸本穴得以痊愈。

14. 膈俞(足太阳膀胱经腧穴,血之会穴)

【定位】背部第 7 胸椎棘突下,正中线旁开 1.5 寸。

【功效】和血理气,祛痰开膈。

【主治】①贫血、血小板减少症、出血性紫癜;②呃逆反复发作难以控制、嗳气、噫气、梅核气;③糖尿病;④肝胆病;⑤肺心病;⑥背胀背痛;⑦潮热盗汗;⑧皮肤瘙痒、瘾疹。

【应用】化脓灸 5 ～ 7 壮或非化脓灸 3 ～ 5 壮。

注:《甲乙经》灸 3 壮。

【说明】凡与营血相关疾病均可取本穴。本穴位于横膈水平,与心肺、肝胆胰脾、胸腺均接近,对激素分泌和内脏功能均有调整作用。

15. 肝俞(足太阳膀胱经腧穴,肝之背俞穴)

【定位】背部,第 9 胸椎棘突下,正中线旁开 1.5 寸。

【功效】疏肝利胆,清理头目,消瘀散结。

【主治】①慢性迁延性肝病;②胆道病症:口苦、胆汁不畅、慢性胆囊炎;③眼睛急慢性病症;④淋巴结结核、不明原因肿块；⑤肝气郁结证候、癥症、经脉痉挛、抽搐；⑥血液学疾病；⑦内分泌失调证候；⑧免疫性疾病；⑨背胀背痛。

【应用】化脓灸 5 ～ 7 壮或非化脓灸 3 ～ 5 壮。

注:《甲乙经》灸 3 壮。

【说明】肝俞是治疗肝胆病要穴，并按肝开窍于目，肝俞也是一切眼病的治疗要穴。本穴具备强有力的消瘀散结作用，因此，凡是肿块尤其是淋巴结核破溃难以愈合者，须反复化脓灸本穴。

16. 胆俞（足太阳膀胱经腧穴，胆之背俞穴）

【定位】背部第 10 胸椎棘突下，正中线旁开 1.5 寸。

【功效】疏肝利胆，养阴清热。

【主治】①肝疾病；②胆囊疾病：胆汁淤积、慢性胆囊炎；③口苦口臭、消化不良；④胆固醇高、高脂血症；⑤腰背胀痛。

【应用】化脓灸 5 ～ 7 壮或非化脓灸 3 ～ 5 壮。

注:《甲乙经》灸 3 壮。

【说明】有协助肝疾病治疗作用，可用作配穴。

17. 脾俞（足太阳膀胱经腧穴，脾之背俞穴）

【定位】背部第 11 胸椎棘突下，正中线旁开 1.5 寸。

【功效】健脾，固摄，调营血。

【主治】①贫血、各种出血、血小板减少；②胃溃疡、胃出血；③腹胀便溏、脾阳虚摄纳欠佳；④肾阳虚水肿、胸腔积液、腹水；⑤内脏下垂；⑥腰背酸痛。

【应用】化脓灸 5～7 壮或非化脓灸 3～5 壮。

注：《甲乙经》灸 3 壮。

【说明】本穴用于脾结核、脾亢进疾病及中医的摄纳不固，脾胃阳虚诸证。

18. 胃俞（足太阳膀胱经腧穴，胃之背俞穴）

【定位】背部第 12 胸椎棘突下，正中线旁开 1.5 寸。

【功效】健脾胃，消积滞。

【主治】①胃下垂、肾下垂；②胃痛腹胀；③肠鸣、消化不良。

【应用】化脓灸 5～7 壮或非化脓灸 3～5 壮。

注：《甲乙经》灸 3 壮。

【说明】胃病、内脏下垂取之。

19. 三焦俞（足太阳膀胱经腧穴，三焦之背俞穴）

【定位】背部第 1 腰椎棘突下，正中线旁开 1.5 寸。

【功效】调三焦，利水道，益元气，强腰膝。

【主治】①糖尿病；②肾功能下降水肿；③腰肌劳损。

【应用】①化脓灸 5～7 壮或非化脓灸 3～5 壮；②温针灸。

注：《甲乙经》灸 3 壮。

【说明】本穴偏于治疗下焦病症。

20. 肾俞（足太阳膀胱经腧穴，肾之背俞穴）

【定位】背部第 2 腰椎棘突下，正中线旁开 1.5 寸。

【功效】益肾气，强腰脊，壮元阳，利水湿，明耳目。

【主治】①慢性肾炎；②肾性高血压；③头晕、耳鸣、耳聋；④遗精、阳痿早泄、前列腺肥大；⑤压力性尿失禁、遗尿；⑥宫寒腹痛、月经不调、带下；⑦肾虚腰膝酸痛。

【应用】①化脓灸 5～7 壮或非化脓灸 3～5 壮；②温针灸。

注:《甲乙经》灸 3 壮。

【说明】本穴作用大，应用广，阳虚或阴阳俱虚皆可灸之。对慢性肾炎等病症宜反复多灸，效果会更好。

21. 气海俞（足太阳膀胱经腧穴）

【定位】背部第 3 腰椎棘突下，正中线旁开 1.5 寸。

【功效】理气，活血通络。

【主治】①腰骶痛；②肠鸣腹泻；③痛经、月经不调；④脱肛、痔。

【应用】①化脓灸 5～7 壮或非化脓灸 3～5 壮；②温针灸。

【说明】本穴偏于调理下焦气机。

22. 大肠俞（足太阳膀胱经腧穴，大肠之背俞穴）

【定位】背部第 4 腰椎棘突下，正中线旁开 1.5 寸。

【主治】①小腹胀痛、腹泻或便秘；②腰椎间盘突出症、腰腿痛。

【应用】①化脓灸5～7壮或非化脓灸3～5壮；②温针灸。

注：《甲乙经》灸3壮。

【说明】肠部疾患均可灸之。腰椎间盘突出症者，本穴部位往往压痛，可灸之。

23. 膏肓（足太阳膀胱经腧穴）

【定位】背部第4胸椎棘突下，正中线旁开3寸。按照《针灸大成》取穴为端坐，第4胸椎与第5胸椎之间，上1/3旁开3寸，在肩胛骨内缘取之。因此，根据个人肩胛骨内缘的宽度定穴，不一定为3寸。家族按此取穴法。

【功效】补虚益损，调理肺气。

【主治】①虚羸劳损、消瘦、乏力、纳差、疰夏；②发育不良；③肺部疾患：哮喘、慢支、肺结核、肺气肿、间质性肺炎；④心脏病：风湿性心脏病、肺心病、冠状动脉粥样硬化性心脏病、心肌炎、心包炎；⑤风湿性关节炎；⑥免疫性疾病：类风湿关节炎、强直性脊柱炎、干燥综合征；⑦血液系统疾病：贫血、血小板减少；⑧内分泌系统疾病：甲状腺功能低下、甲状腺功能亢进；⑨背胀背痛；⑩雷诺现象；⑪低钾症。

【应用】化脓灸5～9壮或非化脓灸3～5壮。

【说明】唐代孙思邈《备急千金要方》载有膏肓的部位、

取法、作用、艾灸壮数。第三十卷《杂病第七》云:"此穴可灸百壮至一千壮。"又谓:"无所不治,主羸瘦虚损,梦中失精,上气咳逆,温此灸讫后,令阳气康盛。"《玉龙歌》曰:"膏肓二穴治病强,此穴原来难度量,斯穴禁针多着艾,二十一壮亦无妨。"本穴所在部位,内有心、肺、胸腺、乳房等身体最主要的气、血、内分泌器官,对全身气血有直接调整作用。按照历代医家经验,不予针刺,专用灸法,对身体的补益作用胜过任何穴位。

24. 肓门（足太阳膀胱经腧穴）

【定位】背部第 1 腰椎棘突下,正中线旁开 3 寸。

【功效】理气和胃,活血通络。

【主治】①肝胆病:慢性肝炎、慢性胆囊炎;②肾病:肾结核、慢性肾炎;③脾疾患:脾结核、脾大;④胃病:胃炎、胃溃疡;⑤腰背酸痛。

【应用】化脓灸 5 ～ 7 壮或非化脓灸 3 ～ 5 壮;②温针灸。

注:《甲乙经》灸 3 壮。

【说明】本穴为治疗肾、脾要穴,尤其是脾疾患和由脾引起的相关病症可取之。

25. 志室（足太阳膀胱经腧穴）

【定位】背部,第 2 腰椎棘突下,正中线旁开 3 寸。

【功效】补肾益精，利湿通络，强壮腰膝。

【主治】①生殖系统疾病或子宫后倾引起腰酸痛；②男女不孕不育，性激素偏低。

【应用】化脓灸 5～7 壮或非化脓灸 3～5 壮。

注：《甲乙经》灸 3 壮。

【说明】当生殖系统病症时，该处反应明显，灸治效果较为显著。

26. 天宗（手太阳小肠经腧穴）

【定位】背部肩胛骨冈下窝中央凹陷处，按之酸胀明显。

【功效】通经活络，理气消肿。

【主治】①颈椎病、项韧带钙化引起的颈背部酸胀疼痛；②肩周炎、肩关节粘连活动不利；③颈丛、臂丛神经损伤，手臂功能下降或瘫痪；④脑中风引起上肢不利；⑤乳腺小叶增生。

【应用】①化脓灸 5～7 壮或非化脓灸 3～5 壮；②温针灸。

注：《甲乙经》灸 3 壮。

【说明】本穴为治疗上肢病症要穴。凡颈椎影响上肢或肩关节炎症、退化所致的肩背酸胀疼痛，小指麻木，小肠经循行经脉症状显著者，均取本穴。并对肩关节活动受限者，更应灸此穴。临床应用对乳房小叶增生、乳房囊肿消退作用明显。

27. 肩外俞（手太阳小肠经腧穴）

【定位】背部第1胸椎棘突下，正中线旁开3寸。

【功效】舒经活络，止痛。

【主治】①颈椎病、项背强痛；②肺结核，支气管扩张。

【应用】①化脓灸5～7壮或非化脓灸3～5壮；②温针灸。

注:《甲乙经》灸3壮。

【说明】颈椎病或项韧带钙化者往往该部酸胀难忍，灸之即瘥。

28. 章门（足厥阴肝经腧穴，八会穴之脏会，脾之募穴）

【定位】季肋部，第11肋骨游离端。取穴法：侧卧屈上足，伸下足，举臂取之。

【功效】疏肝健脾，清热利湿，理气散结。

【主治】①胃溃疡、胃炎；②肝胆疾病；③糖尿病、胰腺疾病；④脾疾病；⑤肾疾病；⑥血液相关疾病。

【应用】化脓灸5～7壮或非化脓灸3～5壮。

注:《甲乙经》灸3壮。

【说明】本穴是脏之会穴，又是脾之募穴。可以治疗一切内脏疾患。例如肾排泄障碍引起痛风，脾大引起出血性紫癜，特别对胃十二指肠溃疡有很好的修复作用。诸多脾之运化，升清功能障碍亦灸本穴。

第三节 腹部腧穴

1. 膻中（任脉腧穴，八会穴之气会，心包募穴）

【定位】胸部前正中线上，平第4肋间隙，或两乳头连线与前正中线的交点处。

【功效】理气活血，宽胸利膈。

【主治】①气虚喘息、咳嗽气短、少气乏力；②胸闷、胸痛；③乳腺炎、小叶增生；④乳汁缺少或乳汁不畅；⑤哮喘、慢支、肺结核、肺炎。

【应用】①化脓灸5～7壮或非化脓灸3～5壮；②艾条温和灸10～15分钟。

注：《甲乙经》灸3壮。

【说明】本穴可补一身之气，凡属气虚证皆灸此穴。本穴位于两乳间，对疏通乳腺能起到很好作用，因此对乳腺病症可取本穴。曾对多例产后缺乳女性采用艾条灸，灸至该穴潮红，乳汁就明显增多。

2. 天突（任脉腧穴）

【定位】颈下部前正中线上，胸骨上窝正中央，坐取正确。

【功效】清肺利咽，理气散结。

【主治】①长期咳喘、哮喘、支气管痉挛；②慢性咽喉炎；③梅核气。

【应用】①化脓灸 5～7 壮或非化脓灸 3～5 壮；②无瘢痕灸 3～5 壮。

注：《甲乙经》灸 3 壮。

【说明】不愿留瘢痕者可采用无瘢痕灸。

3. 上脘（任脉腧穴）

【定位】上腹部，前正中线上，脐上 5 寸（以剑突至脐中 8 寸计算）。

【功效】健脾胃，补中气，清痰热。

【主治】①肝胆疾病所致的脘腹胀满；②胃病，偏重于胃体部的炎症；③糖尿病；④嗳气、噎气；⑤胃胀、胸闷。

【应用】①化脓灸 5～7 壮或非化脓灸 3～5 壮；②温针灸；③艾条温和灸 10～15 分钟。

注：《甲乙经》灸 3 壮。

【说明】上腹饱胀，糖尿病多取本穴。

4. 中脘（任脉腧穴，八会穴之腑会，胃之募穴）

【定位】上腹部前正中线上，脐与剑突连线之中点。

【功效】健脾胃，补中气，助运化，安神志。

【主治】①胃肠急慢性炎症，萎缩性胃炎；②纳食不振，吸收障碍，形体羸瘦，贫血，营养不良；③神经官能症，脏躁；④胃下垂、肾下垂；⑤胃肠过敏性紫癜、荨麻疹；⑥胃寒。

【应用】①化脓灸 5～7 壮或非化脓灸 3～5 壮；②温针灸；③艾条温和灸 10～15 分钟。

注：《甲乙经》灸 3 壮。

【说明】为治疗消化系统病症要穴。对各种原因导致吸收障碍，体质下降，免疫力低下等状况，均可灸本穴，老少皆宜。

5. 下脘（任脉腧穴）

【定位】上腹部前正中线上，脐上 2 寸（以剑突至脐中 8寸计算）。

【功效】温胃散寒，理气散结。

【主治】①胃肠功能紊乱；②胃、十二指肠球部溃疡，炎症；③胃寒腹胀，纳差。

【应用】①化脓灸 5～7 壮或非化脓灸 3～5 壮；②温针灸；③艾条温和灸 10～15 分钟。

注：《甲乙经》灸 5 壮。

【说明】对胃肠功能均有调节作用，胃十二指肠球部溃疡作用较好。

6. 水分（任脉腧穴）

【定位】上腹部，前正中线上，脐上 1 寸。

【功效】健脾利水。

【主治】①臌胀：气胀或水胀；②水肿：腹水或全身性水肿。

【应用】化脓灸 5 ～ 7 壮或非化脓灸 3 ～ 5 壮。

注：《甲乙经》灸 5 壮。

【说明】本穴为禁针穴之一，为此采用灸治较为适宜。通过临床观察，对腹胀如鼓或胸腹水均有效。

7. 气海［任脉腧穴，"肓"之原穴（古代将心脏和膈膜之间的地方称为肓）］

【定位】小腹，前正中线上，脐下 1.5 寸（按脐中至耻骨联合上缘 5 寸折算）。

【功效】理气，益肾，固精，补益元气。

【主治】①气虚、咳喘、肺气肿，老年慢性支气管炎不得平卧；②中气下陷、内脏下垂、脱肛、宫脱、疝气；③胃肠功能紊乱，吸收不良，肠易激综合征；④肠炎、菌痢、阿米巴痢疾、结核性结肠炎、慢性结肠炎；⑤妇科盆腔炎、带下；⑥男性功能下降、阳痿早泄；⑦肠过敏性紫癜、贫血；⑧虚羸劳瘦、乏力。

【应用】①化脓灸 5 ～ 9 壮或非化脓灸 3 ～ 5 壮；②温针灸；③艾条温和灸 10 ～ 15 分钟。

注：《甲乙经》灸 5 壮。

【说明】凡是由气虚，气行不畅，气机逆乱或浊气上冲等症，气血不足所致的血虚，津亏等全身性病症均宜常灸气海，不但治病且具养生保健作用。

8. 关元（任脉腧穴，小肠募穴）

【定位】小腹部，前正中线上，脐下 3 寸（按脐中至耻骨联合上缘 5 寸折算）。

【功效】培元固本，补益下焦，益精壮阳。

【主治】①由元气不足所致的压力性尿失禁、宫脱、脱肛、疝气；②性功能下降、前列腺肥大、性激素低、精子成活率低、男性不育症；③妇科宫寒、子宫内膜异位、子宫结核、盆腔炎、输卵管炎、宫颈炎、不育症；④外伤、脑出血、脑梗死及其他原因所致的尿失禁；⑤水肿、小便不利；⑥胃、肠、肝、肾等慢性病症；⑦中央型腰椎间盘突出、肾虚腰痛；⑧截瘫、偏瘫、下肢功能改变、中风后遗症。

【应用】①化脓灸 5～9 壮或非化脓灸 3～5 壮；②温针灸；③艾条灸 10～15 分钟。

注:《甲乙经》灸 5 壮。

【说明】本穴又名丹田，是大补元气要穴。随着性激素下降，人逐渐衰老。40 岁以上元气开始衰退，往往大便干结，小便频数，并出现骨质疏松，血压升高，消化代谢功能减弱等症状。本穴不但在治疗中起着重要作用，而且常灸本穴可培元固本，延缓衰老，维持人体功能，达到防病延寿之目的。

9.神阙（任脉腧穴）

【定位】脐窝中央。

【功效】回阳固脱，益下元，调肠胃。

【主治】①虚脱，中风脱症，元阳暴脱；②腹痛、腹泻、肠炎；③常年腹部觉冷；④脱肛、胃下垂。

【应用】①隔盐灸至虚脱者苏醒；②艾条温和灸10～15分钟；③隔姜灸5～7壮。

注:《甲乙经》灸3壮，禁刺。

【说明】本穴是禁针禁灸穴，因脐中易感染，亦不宜直接化脓灸或非化脓灸。虚脱抢救时多采用隔盐灸，平时可用隔姜灸或艾条灸。

10.梁门（足阳明胃经腧穴）

【定位】脐上4寸，前正中线旁开2寸（脐中至剑突8寸折算，即中脘旁开2寸）。

【功效】健脾胃，助运化。

【主治】①糖尿病；②肝胆病；③胃病。

【应用】①化脓灸5～7壮或非化脓灸3～5壮；②温针灸；③艾条灸。

注:《甲乙经》灸5壮。

【说明】本穴对胃液过多而吐者较有效。

11. 天枢（足阳明胃经腧穴，大肠募穴）

【定位】脐中旁开 2 寸。

【功效】和胃止泻，健脾理气，调经导滞。

【主治】①一切肠炎、腹泻、痢疾；②肠易激综合征；③消化吸收不良，虚羸劳损；④贫血、体虚、血小板减少、胃肠过敏性紫癜；⑤肝病大便次数增多；⑥胃、肾下垂；⑦妇女宫寒腹痛，月经量少；⑧胃、十二指肠溃疡。

【应用】①化脓灸 5 ～ 7 壮或非化脓灸 3 ～ 5 壮；②温针灸；③艾条温和灸 10 ～ 15 分钟。

注：《甲乙经》灸 5 壮。

【说明】本穴为大肠之募穴，为肠道炎症及病症治疗要穴，止泻效果突出，以化脓灸效果最佳。下焦其他病症亦可取本穴。

第四节　上肢腧穴

1. 肩髃（手阳明大肠经腧穴）

【定位】三角肌上部中央，肩峰与肱骨大结节之间，当臂外展平伸时，肩峰前下方凹陷处是穴。

【功效】通经，活络，理气，散结。

【主治】①肩关节周围疼痛,关节粘连,活动受限;②中风或其他原因所致的上肢瘫痪;③颈丛、臂丛神经损伤后遗症;④腋下淋巴结肿大,腋下淋巴结结核。

【应用】①化脓灸5～7壮或非化脓灸3～5壮;②温针灸。

注:《甲乙经》灸3壮。

【说明】本穴为肩关节病症和上肢疾患的主穴,须结合多种骨性标志,才能定位准确。

2. 阳溪(手阳明大肠经腧穴,五输穴之经穴)

【定位】手拇指上翘时,拇指短伸肌腱与拇指长伸肌腱之间凹陷中。

【功效】清热散风,活络止痛。

【主治】①类风湿关节炎手腕肿痛;②腕关节痛、腕掌关节痛、桡骨茎突炎、腱鞘炎、腕外伤;③顽固性牙痛。

【应用】①化脓灸5～7壮或非化脓灸3～5壮;②隔蒜灸。

注:《甲乙经》灸3壮。

【说明】为腕部桡侧功能治疗主穴。本穴消炎止痛作用强。

3. 曲池(手阳明大肠经腧穴,大肠经合穴)

【定位】屈肘成直角,在肘横纹外侧端与肱骨外上髁连线中点。伸臂为最长肘横纹外端,屈臂时为肘臂中央。

【功效】清热祛风,调和营卫,降逆活络。

【主治】①降血压及由血压增高导致手臂麻木、握物无力等症；②淋巴结核，以颈部、颌下、腋窝部淋巴结核为主；③关节炎，如单纯性肘关节炎、全身性风湿性关节炎、类风湿关节炎；④中风偏瘫；手臂神经损伤引起功能下降或手臂瘫痪；⑤颈椎病、肩周炎引起手臂肩背疼痛；⑥荨麻疹、过敏、皮肤病、中毒、湿疮，头面及上半身疮疡或炎症；⑦长期发热或虚热或怕冷；⑧痉挛性病症（破伤风发作、癫痫、癔症）。

【应用】①化脓灸5～7壮或非化脓灸3～5壮；②温针灸；③艾条温和灸10～15分钟。

注：《甲乙经》灸3壮。

【说明】本穴应用范围及其广泛，为上半身或全身性发病的功能性或器质性病症的治疗要穴。对血压、体温、血液、免疫、神经等各方面有很好的调整作用，并且消炎、散结作用极强。

4. 列缺（手太阴肺经腧穴，肺经络穴，八脉交会穴）

【定位】桡骨茎突上方，腕横纹上1.5寸。简便取穴：两手虎口平直交叉，一手示指按在另一手桡骨茎突上，指尖下凹陷中是穴。

【功效】宣肺理气，通经活络，利水通淋。

【主治】①面浮肢肿；②干咳喉痒；③桡骨茎突炎。

【应用】①化脓灸 5～7 壮或非化脓灸 3～5 壮；②隔蒜灸。

注:《甲乙经》灸 5 壮。

【说明】本穴灸治桡骨茎突炎时应按压在最痛部位施灸，因肌腱炎症每个人有差异性。

第五节　下肢腧穴

1. 环跳（足少阳胆经腧穴）

【定位】侧卧，患肢在上，屈肢，伸下腿，当股骨大转子高点与骶管裂孔连线，外 1/3 与内 2/3 交点处。

【功效】祛风湿，利腰腿。

【主治】①腰椎骨质增生、腰椎间盘突出导致腰腿疼痛；②半身不遂、截瘫、下肢瘫痪；③下肢疼痛酸麻，痿弱无力，腿抽筋痉挛；④髋关节病变；⑤股骨头坏死。

【应用】①化脓灸 5～7 壮或非化脓灸 3～5 壮；②温针灸。

注:《甲乙经》灸 5 壮。

【说明】本穴为髋部，下肢疾患的治疗要穴。

2. 风市（足少阳胆经腧穴）

【定位】大腿外侧正中，腘横纹外侧端上 7 寸。简便取法：直立垂手时，中指尖处是穴。

【功效】祛风湿，调气血，通经络。

【主治】①遍身瘙痒；②股外侧皮神经炎；③下肢痿弱，麻木，半身不遂，股四头肌萎缩。

【应用】①化脓灸 5～7 壮或非化脓灸 3～5 壮；②温针灸；③艾条温和灸 10～15 分钟。

注:《甲乙经》灸 5 壮。

【说明】本穴为股外侧皮神经炎特效穴，但必须采用直接灸法才能取得理想效果。

3. 居髎（足少阳胆经腧穴）

【定位】侧卧，在髋部，髂前上棘与股骨大转子最高点连线中点处。

【功效】通经活络，强健腰腿。

【主治】①股骨头坏死；②髋关节病变。

【应用】①化脓灸 5～7 壮或非化脓灸 3～5 壮；②温针灸。

注:《甲乙经》灸 3 壮。

【说明】以上疾病很顽固，最好用化脓灸，并且需反复重灸。

4. 阳陵泉（足少阳胆经腧穴，少阳经合穴，八会穴之筋会，胆下合穴）

【定位】屈膝垂足，在小腿外侧，当腓骨小头前下方凹陷处。

【功效】清热利胆，疏肝解郁，解痉通络，强筋健骨。

【主治】①少阳经证候：口苦，胸胁胀痛，郁闷，心烦；②带状疱疹；③胆囊炎，胆汁不畅；④肝慢性病症；⑤下肢痿证、麻木、瘫痪、坐骨神经痛；⑥膝关节疾患；⑦腓总神经麻痹，足踝内翻下垂；⑧全身痉挛、抽筋、癫痫。

【应用】①化脓灸 5～7 壮或非化脓灸 3～5 壮；②温针灸。

注：《甲乙经》灸 3 壮。

【说明】本穴为筋之会穴，凡涉及经筋相关性病症及出现相关症状均可取之。本穴又为胆之合穴和下合穴，肝胆系统病症及相关症状均应取本穴。

5. 绝骨（足少阳胆经腧穴，八会穴之髓会）

【定位】外踝高点上 3 寸，腓骨前缘。

【功效】添精益髓，舒筋活络，清热通便，理气止痛。

【主治】①降血压；②骨髓炎；③颈项强痛；④坐骨神经痛；⑤中风偏瘫。

【应用】①非化脓灸 3～5 壮；②温针灸。

注：《甲乙经》灸 5 壮。

【说明】凡是骨髓急慢性炎症均应取本穴。本穴有较好的降压作用，并能强筋益髓，但穴处于下肢远端，皮下肌肉少，容易溃烂，糖尿病人不宜化脓灸。

6. 丘墟（足少阳胆经腧穴，五输穴之原穴）

【定位】外踝前下方，趾长伸肌的外侧凹陷中。

【功效】疏肝利胆，泻热通经。

【主治】①风湿性关节炎、类风湿关节炎、痛风等致踝关节肿痛；②踝关节扭伤或骨折后遗症；③各种原因导致足背下垂、足内翻；④下肢瘫痪或痿弱无力，足跟疼痛；⑤胁肋隐痛，胸胁满闷。

【应用】①化脓灸 5～7 壮或非化脓灸 3～5 壮；②温针灸。注:《甲乙经》灸 3 壮。

【说明】由各种原因导致的踝周病变必取本穴。经过反复施灸，可使变形的踝关节功能和形态趋于正常。

7. 大敦（足厥阴肝经腧穴，五输穴之井穴）

【定位】足大趾外侧，趾甲根角旁约 0.1 寸。

【功效】理气，调经，通淋，苏厥。

【主治】①疝气；②崩漏，月经延期量多；③嗜睡。

【应用】①非化脓灸 3～5 壮；②艾条温和灸 10～15 分钟。注:《甲乙经》灸 3 壮。

【说明】本穴为以上病症特效穴。治疝气须直接灸。

8. 至阴（足太阳膀胱经腧穴，五输穴之井穴）

【定位】足小趾末节外侧，距趾甲角 0.1 寸。

【功效】正胎位，催胎产，清头目，调阴阳。

【主治】①胎位不正，滞产，胎衣不下；②头痛，目赤；③闭经。

【应用】①非化脓灸3～5壮；②艾条灸20分钟。

注：《甲乙经》灸5壮。

【说明】纠正胎位要每天艾条温和灸结合俯伏；催产或胎衣不下时不拘艾条温和灸时间，需要时可反复灸至胎儿顺产及胎衣下落。

9.承山（足太阳膀胱经腧穴）

【定位】小腿后面正中，委中与昆仑之间，当伸直小腿或足跟上提时，腓肠肌肌腹下出现凹陷顶端是穴。

【功效】舒筋解痉，强健腰膝，缓解腓肠肌痉挛。

【主治】①腰椎间盘突出所致太阳经胀痛，伸腿时疼痛加剧等症；②下肢痉挛性疼痛、腓肠肌频繁痉挛；③腰部俯仰不利；④小腿麻痹、瘫痪、足内翻；⑤痔。

【应用】①化脓灸5～7壮或非化脓灸3～5壮；②温针灸。

注：《甲乙经》灸3壮。

【说明】本穴灸后比其他穴化脓时间要长，灸时艾炷宜小，壮数不宜过多。糖尿病人施灸时应注意，空腹血糖在10mmol/L以上时少用化脓灸。

10. 昆仑（足太阳膀胱经腧穴，五输穴之经穴）

【定位】足跟外侧，外踝尖与跟腱之间凹陷处。

【功效】清头目，理胞宫，安神智，舒筋脉。

【主治】①头晕目眩，行走不稳；②心神不宁，心烦意乱，癔症发作；③足痿、足内翻；④中风后遗症；⑤足跟痛、踝关节炎、踝扭伤后遗症。

【应用】①化脓灸 5～7 壮或非化脓灸 3～5 壮；②温针灸；③艾条温和灸 10～15 分钟。

注：《甲乙经》灸 3 壮。

11. 梁丘（足阳明胃经腧穴，胃经郄穴）

【定位】屈膝，髌骨外上缘 2 寸。

【功效】理气止痛，通经活络。

【主治】①乳核、乳痈；②胃脘痛；③膝关节炎、关节腔积液。

【应用】①化脓灸 5～7 壮或非化脓灸 3～5 壮；②温针灸。

注：《甲乙经》灸 3 壮。

【说明】本穴对乳疾有特效，胃部痛症作用明显。

12. 足三里（足阳明胃经腧穴，胃经合穴，胃之下合穴）

【定位】小腿外侧，屈膝，犊鼻（外膝眼）下 3 寸，距胫骨前嵴外一横指。

【功效】健脾和胃，扶正培元，理气降逆，通经活络。

【主治】①胃肠道疾病，不管虚证、实证均可取之；②心血管疾病：心源性水肿、脉管炎、静脉栓塞；③高血压或低血压；④免疫性疾病：类风湿关节炎、强直性脊柱炎、干燥综合征；⑤贫血、营养吸收不良、体虚、抵抗力下降、易感冒；⑥神经官能症、癔症、神经衰弱；⑦皮肤病：湿疹、银屑病、皮肤瘙痒、下肢溃疡、闭塞性脉管炎、老烂脚；⑧各类关节炎、下肢瘫痪、痿软无力、麻木。

【应用】①化脓灸5～9壮或非化脓灸3～5壮；②温针灸。

注：《甲乙经》灸3壮。

【说明】一般人都知道足三里是强壮要穴，有病无病均可应用，也有很多人相信用灸法保健，尤其是学习针灸均将三里作为实习首选，有马丹阳十二穴歌诀："三里膝眼下，三寸两筋间，能通心腹胀，善治胃中寒，肠鸣并泄泻，腿肿膝胻酸，伤寒羸瘦损，气蛊及诸般，年过三旬后，针灸眼便宽，取穴当审的，八分三壮安。"根据古人的运用与禁忌，要在30多岁后采用灸法更为适宜。因为灸治作用持久强烈，而30多岁以前气血旺盛，循环通畅，没有必要用灸治。30岁以后远端气血运行减退，常灸足三里增强经脉运行，起到延年益寿，预防和治疗疾病作用。古人云"若要身体安，三里常不干"指的是足三里经常施化脓灸。常规应用中，化脓灸足三里常在中老年人中应用。

13. 丰隆（足阳明胃经腧穴，胃经络穴）

【定位】小腿外侧，外膝眼与外踝尖连线中点，距胫前嵴外二横指。

【功效】健脾化痰，和胃降逆，通便。

【主治】①痰饮证候：包括有形之痰的咳嗽痰多和无形之痰的痰饮证、胸满痞闷等；②痰核包括淋巴结核、阴毒、各种肿块；③鼻咽癌及其后遗症；④胃失和降之肠胃气滞，脘腹胀痛。

【应用】化脓灸 5～9 壮。

注：《甲乙经》灸 3 壮。

【说明】本穴为祛痰要穴。痰饮导致的各类病症非常顽固，而采取化脓灸治疗，可发挥其持久作用。治疗淋巴结核有其独特疗效，必须取之。本穴对鼻咽癌能起很好治疗作用。化脓时间比其他腧穴长且脓液多，其作用更强。

14. 血海（足太阴脾经腧穴）

【定位】屈膝，大腿内侧，髌骨内上缘 2 寸，当股四头肌内侧头的隆起处。简便取法：屈膝，医者手掌心按于膝，髌骨上缘，拇指呈约 45°斜置内侧，拇指尖下是穴。

【功效】理血调经，散风祛湿，清热解毒。

【主治】①解百毒，所有疮疡、湿疹，皮肤病以下半身内侧较甚者；②腹股沟疼痛、淋巴结核、炎症、肿块；③髋关节诸病症、股骨头坏死；④膝关节炎、膝关节退变、外伤后遗症、结核、膝内髁炎；⑤急慢性淋巴管炎；⑥下肢静脉曲张、深浅静脉栓塞、老烂脚、脱疽；⑦血液病、血小板减少；⑧妇科炎症性疾病：宫颈炎、盆腔炎、输卵管炎；⑨男科炎症性疾病，睾丸结核、睾丸炎；⑩痛风性关节炎、风湿性关节炎、类风湿关节炎。

【应用】①化脓灸5～7壮或非化脓灸3～5壮；②温针灸。

注：《甲乙经》灸5壮。

【说明】本穴与经外奇穴"百虫窝"邻近，因此，治疗一切感染或非感染疮疡有特效，本穴又为大小动静脉路线，是治疗下肢深浅动静脉病症的特效穴之一。对少腹部男女病症有良好效果。

15. 三阴交（足太阴脾经腧穴）

【定位】小腿内侧，足内髁尖上3寸，胫骨内侧缘后方。

【功效】健脾胃，益肝肾，调经带。

【主治】①慢性心源性疾病、肺心病、肾炎、肝实质性病引起的双腿水肿；②糖尿病；③静脉曲张、老烂脚、脱疽、脉管炎；④痛风、踝关节炎；⑤痛经、月经不调；⑥脚气虚肿、双腿无力。

【应用】①化脓灸5～7壮或非化脓灸3～5壮；②温针灸。

注:《甲乙经》灸5壮。

【说明】凡属阴虚水泛之症皆取本穴，其对全身气机调整功能较强。化脓时间可能比其他穴要长。

16. 太溪（足少阴肾经腧穴，肾经之输穴、原穴）

【定位】足跟内侧，内踝高点与跟腱之间凹陷处。

【功效】滋肾阴，退虚热，壮元阳，理胞宫，强腰膝。

【主治】①肾虚腰痛、牙痛；②慢性肾炎、足肿；③五心烦热，足底热，汗出；④月经不调；⑤足跟骨刺，足跟痛；⑥踝关节扭伤、关节肿痛、类风湿关节炎、痛风性关节炎。

【应用】①化脓灸5～7壮或非化脓灸3～5壮；②温针灸。

注:《甲乙经》灸3壮。

【说明】本穴亦为滋补穴之一，可常灸多灸，尤其是类风湿关节炎、踝关节炎，必须采取化脓灸。

第六节　经外奇穴

1. 耳尖

【定位】当折耳向前，耳郭上方的尖端处。

【功效】泻热凉血，明目。

【主治】①角膜炎，眼内外慢性炎症；②面部痤疮、疮疡。

【应用】灯心灸。

【说明】本穴为治眼病的特效穴。

2. 定喘穴

【定位】背部，当第7颈椎棘突下旁开0.5寸。

【主治】①咳喘长期不愈；②肺气肿、肺心病、哮喘；③颈椎病、肩背痛。

【应用】化脓灸5～7壮或非化脓灸3～5壮。

【说明】能缓解咳喘，但要根治病症，还需配背俞穴。

3. 崇骨

【定位】第6颈椎棘突下。

【功效】平肝息风，活血通络。

【主治】①颈椎病肩颈酸胀手麻；②头晕目眩；③耳鸣，听力下降。

【应用】①化脓灸5～7壮或非化脓灸3～5壮；②温针灸。

4. 夹脊

【定位】背部，当第1胸椎至第5腰椎棘突下两侧，后正中线旁开0.5寸。

【功效】调阴阳，和气血。

【主治】①脊柱结核；②强直性脊柱炎；③脊柱骨质疏松；

④脊柱陈旧性压缩性骨折;⑤脊柱侧弯、驼背、生理弧度改变。

【应用】化脓灸 5 ~ 7 壮或非化脓灸 3 ~ 5 壮。

【说明】①颈部夹脊可温针灸但不做化脓灸,所以没有再定位范围;②选取夹脊在病变最严重部位选取一二穴即可,不必多取。曾用腰 1、腰 2、夹脊治疗腰椎结核 30 例总结,获县科技成果二等奖。

5. 胃脘下俞(又称胰俞)

【定位】背部,当第 8 胸椎棘突下,后正中线旁开 1.5 寸。

【功效】理气止痛,调整气血,通利三焦。

【主治】①糖尿病;②胃脘痛;③背胀背痛。

【应用】化脓灸 5 ~ 7 壮或非化脓灸 3 ~ 5 壮。

【说明】该穴当今临床定为治疗糖尿病专用穴。临床直接灸应用于慢性胰腺炎取得很好效果。

6. 痞根

【定位】端坐取穴,腰部当第 1 腰椎棘突下,后正中线旁开 3.5 寸。

【功效】消痞理气。

【主治】①脾功能亢进,脾大,脾结核等脏疾患;②肾炎、肾功能减退、肾萎缩等肾疾患;③腰部及肾区酸痛;④血小板减少症；⑤腹中痞块。

【应用】化脓灸5～7壮或非化脓灸3～5壮。

【说明】本穴为脾脏肿大及腹中痞块治疗要穴。

7. 腰眼

【定位】端坐取穴，腰部当第4腰椎棘突下，后正中线旁开3.5寸凹陷中，即腰阳关旁开3.5寸。

【功效】利腰肾，补虚羸。

【主治】①致密性骶髂关节炎、强直性脊柱炎；②梨状肌综合征；③腰椎间盘突出、腰骶关节痛、坐骨神经痛；④股四头肌劳损；⑤髋关节病变；⑥腹股沟疼痛，行走跛行。

【应用】①化脓灸5～7壮或非化脓灸3～5壮；②温针灸。

【说明】大部分强直性脊柱炎患者首先骶髂关节发生病变，很多妇女生孩子后亦会发生致密性骶髂关节炎，灸此穴是治疗以上病症要穴。

8. 十七椎

【定位】在腰部，当后正中线上，第5腰椎棘突下。

【功效】利腰膝，理胞宫。

【主治】①腰椎间盘突出；②先天性隐性骶裂；③腰骶脊柱滑移；④月经不调、痛经、盆腔炎、宫颈炎、子宫脱垂；⑤脱肛、肠炎；⑥马尾神经损伤病症、小便失禁、夜尿；⑦下肢麻木或瘫痪。

【应用】①化脓灸5～7壮或非化脓灸3～5壮；②温针灸。

【说明】由于腰椎与骶椎活动幅度不太一致，本穴部位正值两种椎骨交界处，容易磨损和椎间盘突出。先天性隐性骶裂口也在此部位，随着年龄增大往往出现病理症状，灸此穴可以消除这些病症。通过临床观察，需用灸法才能取得较好效果。

9. 子宫

【定位】在下腹部，当脐中下4寸，中极穴旁开3寸。

【功效】化瘀，调经。

【主治】①不孕不育；②输卵管阻塞，卵巢功能障碍；③性功能低下、盆腔炎、子宫内膜炎。

【应用】①化脓灸5～7壮或非化脓灸3～5壮；②温针灸。

【说明】子宫穴与男子精宫穴同一位置，因此男子灸治亦可治不孕不育。

10. 三角灸

【定位】以患者两口角之间长度为一边，做等边三角形，将顶角置于患者脐心，底边呈水平线，两底角处是该穴。

【功效】升提益气。

【主治】疝气。

【应用】化脓灸 5 ～ 7 壮。

【说明】1 周岁以下婴儿不必灸此穴，因为大多数婴儿只灸独阴即愈。1 周岁以上灸此穴，灸后应穿紧身短裤。

11. 肩前（又名肩内陵）

【定位】肩部正坐垂臂，当腋前皱襞顶端与肩髃穴连线中点。具体取穴应仔细按压，找准压痛部位。

【功效】通络止痛。

【主治】①肩周炎、肩关节后旋不利；②手臂内侧酸痛麻木。

【应用】①化脓灸 5～7 壮或非化脓灸 3～5 壮；②温针灸。

12. 中泉

【定位】手腕背侧，腕横纹中，当指总伸肌腱桡侧的凹陷中。

【功效】疏调气机，活络止痛。

【主治】①类风湿关节炎、风湿性关节炎所致的腕关节、指掌关节肿痛；②腕管综合征；③腕骨外伤、骨折后遗症；④桡神经正中神经损伤。

【应用】化脓灸 5 ～ 7 壮或非化脓灸 3 ～ 5 壮。

【说明】本穴不但对腕关节有直接作用，而且对食指、中指关节炎症亦有很好效果。

13. 鹤顶

【定位】在膝上部，髌底的中点上方凹陷处。

【功效】利腰腿。

【主治】①膝关节炎、膝关节退变、关节积水；②髌骨骨膜炎损伤后遗症。

【应用】化脓灸 5～7 壮或非化脓灸 3～5 壮。

14. 独阴

【定位】在第 2 足趾的跖侧远侧，趾间关节中点。

【功效】理气机，调血脉。

【主治】①疝气；②阴挺。

【应用】非化脓灸 3～5 壮。

【说明】本穴治婴儿疝气非常有效。

15. 百虫窝

【定位】屈膝，大腿内侧髌骨内侧端上 3 寸，即血海穴上 1 寸。

【功效】活血祛风，清热解毒。

【主治】①阴部湿疹；②腹股沟淋巴结炎、淋巴结核；②下半身疮疡、炎症。

【应用】化脓灸 5～7 壮或非化脓灸 3～5 壮。

【说明】本穴为治疗感染性、过敏性及炎症性病症要穴。

16. 大骨空

【定位】双手拇指背侧指间关节中点，双手摒拇指取之。

【功效】镇静安神。

【主治】癫狂。

【应用】非化脓灸3壮。

【说明】灸时应将双拇指摒紧，艾放于双指间灸之。

第七节　阿是穴

阿是穴：又称"不定穴""天应穴"。

【定位】

1."以痛为腧"，术者集中精神，应用拇指或示指的指腹进行按压、推移、搓循，当局部出现压痛，以最敏感的痛点为佳。

2. 发现明显酸楚、麻窜、舒适等感应，或有皮疹、结节、条索等异常现象处。

3. 局部发热、红肿、明显变形或功能改变部位。

4. 发病部位，如疣、痣的顶端，疮、疖、痈面上，带状疱疹两端。

【功效】通络止痛，祛风散邪，消炎解痉。

【主治】①局限性病症，如腱鞘炎、肱骨外上髁炎、膝内髁炎、肌腱劳损疼痛；②脏腑病症反应点；③类风湿关节炎、痛风、陈伤等局部症状严重时选取一定部位灸治；④带状疱疹、寻常疣、血管痣、毛囊炎、红丝疗等。

【应用】①化脓灸 5～7 壮或非化脓灸 3～5 壮；②隔物灸；③艾条温和灸；④温针灸。

【说明】很多病症可以通过阿是穴施灸，常常一灸而愈。但取穴必须掌握在最敏感或最明显部位，不可随意乱取或多取。同时要选取合理的灸治方法。一般对肱骨外上髁炎、膝内髁炎和关节严重炎症者需采用化脓灸，其余均采用非化脓灸或其他灸法，以免留下瘢痕。

第二章　常用灸治法

本章介绍的灸治方法是本家族最常用的灸治方法。这些灸治方法切合临床需要，通常随时应用。对平时应用较少或别人有应用而本人无临床体会的灸法不予介绍，敬请谅解。

第一节　灸治的备用材料

1. 艾绒

（1）精制艾绒：用于小艾炷直接灸或化脓灸。

（2）粗制艾绒：用于隔物灸、铺灸。

2. 艾条

（1）清艾条、药艾条、无烟艾条：用于温和灸。

（2）切段艾条：用于温针灸。

3. 灯心草（用于灯心灸）

4. 隔物灸材料　包括蒜头、生姜、盐、中药粉等。

5. 灸疮膏　市场无售，需采购清凉膏药自己加工。

6. 中指同身寸小尺子、水笔

7. 消毒用聚维酮碘、棉签

8. 贡香、95% 乙醇、宽绷带、食用油、打火机、火柴等

第二节　几种常用灸法的操作

一、麦粒灸（艾炷直接灸）

1. 瘢痕灸（有化脓灸和非化脓灸之分）

【材料】精制艾绒，利多卡因注射液，一次性注射器，聚维酮碘，棉签，贡香，打火机，同身寸尺子，水笔。

【操作】

（1）按标准取穴方法选取施灸腧穴，用水笔点上记号。

（2）精制艾绒搓成米粒大小的艾炷，一个艾炷称一壮，需几壮搓几个。

（3）施灸部位用棉签蘸取聚维酮碘常规消毒后，皮下注入利多卡因 0.3mL（图 2-1）。

（4）放上艾炷于施灸部位。

（5）用贡香点燃艾炷（图 2-2），待其燃尽谓之灸一壮，去其灰，再放艾炷点燃，如此反复，化脓灸者需灸 5 ～ 7 壮才能顺利化脓。

（6）灸后第 2 天，将灸疮膏烘烊，轻轻拉开，贴于施灸部

位，1日1换，一般3～7天化脓，20～30天疮疤愈合，谓之化脓灸。麦粒灸壮数少，不予贴灸疮膏，任其自然结痂脱落，谓之非化脓灸。

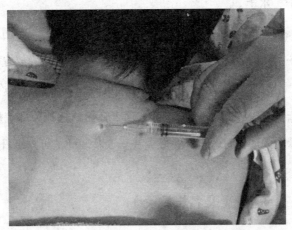

图2-1　皮下注射利多卡因

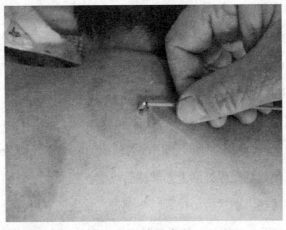

图2-2　点燃艾炷

2. 无瘢痕灸

【材料】精制艾绒、聚维酮碘棉签、贡香、打火机、同身寸尺子、水笔。

【操作】按标准取穴法选取施灸腧穴，点上记号。用聚维酮碘棉签常规消毒后，将精制艾绒搓成米粒大小颗粒，放置于施灸部位，用贡香点燃艾炷，当艾炷烧至皮肤患者感到轻微灼痛时，即易去艾炷，再放上艾炷，同样方法施灸，待施灸部位皮肤出现红晕而无灼伤时即可。一般灸 3～5 壮。此法可以每日施灸。

二、铺灸（又名长蛇灸）

【材料】生姜，蒜头，粗艾绒，95% 乙醇，注射针筒，绷带，打火机。

【操作】按照要求将生姜或蒜头各选一种，或者各一半，用量 500g 捣烂待用。让患者俯卧，揭衣裤露腰背。在督脉经上自大椎至尾骶垫一绷带，然后在绷带上铺上约 1cm 厚6cm 宽的姜泥或者蒜泥，再在姜泥或蒜泥上放约 1cm 厚4cm 宽的粗艾绒，要求紧而实。用注射针筒抽取 95% 乙醇 3mL，沿艾绒与姜或蒜交界处洒上乙醇然后点燃，任艾绒慢慢燃尽，病人自觉烫热。燃尽后，拉紧两头绷带，移去所有材料，可用毛巾擦去皮肤上的浆汁，整条督脉潮红为度（图 2-3 ～图 2-7）。

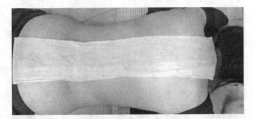

图 2-3　垫绷带

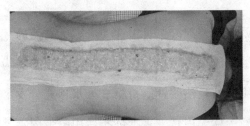

图 2-4　铺姜泥或蒜泥

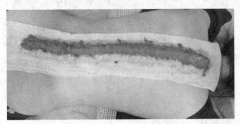

图 2-5　铺艾绒

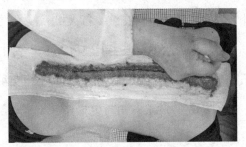

图 2-6　加乙醇

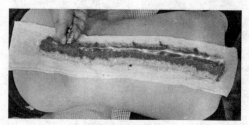

图 2-7　点燃

　　如果需要铺灸起疱，可以在一次燃尽艾绒的基础上再铺一次粗艾绒，同样灸 1 次，以病人烫热难以忍受为度。移去材料后，用纱布轻沾浆汁。待第 2 天水疱充分发足后，来医院挑刺水疱，后涂甲紫，盖上纱布后用胶带固定，此后每日涂甲紫 1 次，15 天左右结痂，可不必再涂甲紫，让痂自然脱落即可。注：现在禁用甲紫液，改用聚维酮碘，每日消毒 1 次。

三、隔蒜灸、隔姜灸

　　【材料】蒜头或生姜，粗艾绒，打火机。

　　【操作】将蒜头或生姜切成 1 元硬币大小，厚约 0.2cm，中间刺数小孔，置于施灸部位，其上放黄豆大小粗艾绒团，点燃粗艾绒团，让其燃尽，除去灰再重复操作，直至局部灼痛，皮肤红润，不起疱为度。

四、隔盐灸

【材料】食用盐，粗艾绒，打火机。

【操作】此灸法一般应用于脐中神阙穴。患者仰卧露脐，将干燥食盐填满肚脐中，上置枣核大小粗艾绒团，点燃艾绒让其自行燃尽，移去灰，再放上 1 炷施灸，直至局部温热灼痛。中风脱证昏迷者，灸至苏醒。

五、药饼灸

【材料】中药粉末（按医生经验配制，一般为活血化瘀、通络止痛药），粗艾绒，小碗 1 只，压舌板一块，打火机，75% 乙醇。

【操作】将 30g 左右中药粉倒入小碗，加 75% 乙醇适量调成湿糊药泥，做成银圆大小药饼，厚约 0.5cm，放置于施灸部位，上放约蛋黄大小粗艾绒团，点燃艾绒慢慢燃尽，移去灰，重复施灸，一般灸 3 ~ 5 壮，局部灼热为度（图 2-8、图 2-9）。

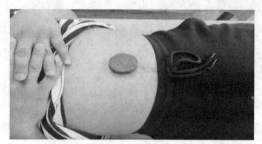

图 2-8 放药饼

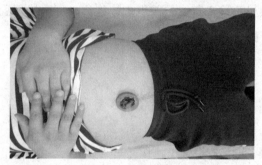

图 2-9 放粗艾绒团

六、温针灸

【材料】毫针，艾卷节，聚维酮碘棉签，小纸板，打火机。

【操作】常规消毒取穴部位后，毫针刺入腧穴，行补泻手法后，将针提起，让针根与皮肤留 0.1cm，将艾卷节套插在针柄上，针根下贴皮肤垫一块小纸板，然后从艾卷节下方点燃艾卷节，让其燃尽，待艾卷节烧完后稍停片刻，移去灰，再套一节施灸，一般 2 次即可。再稍停片刻，待针柄冷却后起针即可。

七、艾条灸

【材料】清艾条（或药艾条、无烟艾条），打火机，插艾条容器。

【操作】将艾条一端点燃，用点燃端靠近施灸部位（一般相距皮肤 2～3cm）进行熏烤，或做上下或回旋移动，一般每次灸 10～15 分钟，至皮肤红润为度。对昏厥、局部知觉迟钝、头部有毛发处或小儿，医者可用左手中、食二指分张，置于施灸部位两侧，来测知局部受热程度，以便随时调节施灸的距离和防止烫伤。施灸完毕，可将艾条燃端插入容器熄灭。

八、灯心灸

【材料】灯心草，食用油，火柴。

【操作】①耳尖灯心灸：先在耳尖穴点上记号，再在耳背垫一薄纸，以灯心草一端蘸食用油后，剪取米粒长一段，放置于耳尖穴上，以火柴点燃，让其燃至皮肤时"啪"的一声弹去即可。灸后让局部自行结痂，7～10 天脱落，无须处理。②以灯心草一端蘸食用油点燃，快速对准角孙穴，听到"啪"的声响后迅速离开，如无爆焠之声，可重复灸 1 次。

一般用灯心灸的疾病，灸一两次即可。

第三章　几种常用灸法的临床应用

本内容根据不同灸法的特性，将长期以来应用效果比较理想的方法和应用范围作简要介绍。

第一节　麦粒灸的适宜范围和应用

麦粒灸包括化脓灸和非化脓灸。古人记载的"灼艾""灸之""艾灸"等术语均为古代对麦粒灸的称法。麦粒灸是经过医家总结后最古老、最传统和最常用的灸疗方法，有着起死回生、益寿延年的作用。《扁鹊心传》曰："真气虚则人病，真气脱则人死，保命之法，灼艾第一。"《伤寒杂病论·辨厥阴病症并治》云："下利，手足厥冷，无脉者，灸之。"可见，麦粒灸能补充元阳之气，使真气恢复，人体健康。即使在真气虚脱、亡阳厥证等危急关头，也可用灸法回阳固脱，挽救生命。麦粒灸在临床应用范围极其广泛，功效卓著。在长期实践应用中，麦粒灸应用范围大致可概括为以下几类病症。

1. 阳气虚脱病症　凡是出现阳气虚脱、中气下陷、气虚不固病症，均可采用。表现为少气懒言，软弱无力，形寒肢冷，面浮肢肿，食少便溏，内脏下垂，尿失禁、脱肛、阴挺、疝气、久泻不愈等。

2.老年性退行性疾病　如骨质疏松、骨质增生、颈椎病、关节疼痛、脊柱压缩侧弯、驼背、老年人记忆力减退、耳鸣眼花。

3.慢性内脏疾病　如慢性支气管炎、肺气肿、风湿性心脏病、慢性肝炎、慢性肾炎、胃溃疡、慢性肠炎、脾肿大。

4.神经性疾病　如外伤性截瘫、中风瘫痪、局部神经损伤、神经功能减退或瘫痪、腰椎间盘突出症所致坐骨神经痛。

5.免疫性疾病　如类风湿关节炎、强直性脊柱炎、顽固性荨麻疹、甲状腺功能亢进、过敏性哮喘、银屑病。

6.结核类疾病　如淋巴结核、脊柱结核、肺结核、结核性肠炎、脾结核、肾结核、子宫结核、结核性骨髓炎。

7.骨关节疾病　如各种原因引起的关节炎症、关节粘连活动受限、关节损伤后遗症。

8.专科病症

（1）五官科疾病：慢性鼻炎、慢性中耳炎、神经性耳聋、角膜炎、虹膜睫状体炎、视神经炎、青光眼。

（2）妇科疾病：盆腔炎、输卵管炎、不孕不育、小叶增生。

（3）男性科疾病：前列腺肥大、阳痿早泄、不育症。

（4）儿科疾病：疝气、过敏性哮喘。

（5）外科疾病：脉管炎、老烂脚、静脉曲张。

（6）皮肤疾病：过敏性荨麻疹、湿疮、疣、神经性皮炎。

9.功能性疾病　小儿发育不良、吸收障碍、疰夏、神经官能症。

10.局部病症　腱鞘炎、肌腱炎。

11.其他　易感体质调整、季节性身体不适、疾病预防。

通过大量临床应用比较，发现麦粒灸止痛作用快，消炎力强，作用持久，不良反应少。凡是症状严重，病程较长，局部症状明显，有全身功能下降等许多顽固性疑难病症，经过辨证选穴，找准主穴，进行麦粒灸，常常会收到良好效果。随着时代发展，治病方法越来越多，而在人们恐惧麦粒灸施灸时会产生微痛，灸后留小瘢等因素下，使之应用越来越少。但是到目前为止仍未找到可以替代麦粒灸的方法。因此，根据临床需求，在需要作用强度大而持久之时，还应选取主穴多灸，并贴灸疮膏使其化脓来祛除疾病，增强疗效。对毛发部位、手足远端、局部疣痣，不必化脓。婴幼儿一般均为非化脓灸，颜面部均采用无瘢痕灸。本书内容中除了注明用其他灸法外，均为麦粒灸及化脓灸的适应范围。

第二节　铺灸的适宜范围和应用

1.铺灸原名"长蛇灸"，中华人民共和国成立后由杭州针灸医师罗诗荣所创。规定在三伏天施灸。其操作与应用过程是：先在督脉经上撒斑麝粉，然后铺蒜泥，再在蒜泥上置艾绒点燃，如此一般灸 2 次，甚至 3 次，以病人背部火辣疼痛难忍为度，目的是让施灸部位起大量水疱。第 2 天医者用针刺破大小水疱，流尽泡内组织液，再涂以甲紫，盖上纱布，每日换纱布，直至约半月左右结痂，可停涂甲紫。1 个月左右灸痂自行脱落，局部皮肤留有白斑。在施灸后 1 个月内需静养，饮食宜清淡，不吃辛辣油腻。如此灸治每年施行 1 次，连灸 3 年。长蛇灸主要针对类风湿关节炎病人。笔者曾多年采用此灸法治疗类风湿关节炎，确能取得一定效果。目前甲紫已禁用，改用聚维酮碘消毒。

2. 鉴于长蛇灸时间限制性强，灸时量大猛烈，许多病人难以忍受，且灸后护理比较严格，1 个月内病人的灸瘢反应也较明显等诸多因素，较难长期应用和推广，而且对病种也有局限性。笔者通过多年积累经验将此法进行调整和改良。

（1）铺灸可选择蒜泥、姜泥或蒜和姜的混合泥。

（2）铺灸时间不受三伏天限制，像其他针灸疗法那样一年四季采用。

（3）治疗范围扩大，可根据病症选择不同材料。

①类风湿性关节炎、强直性脊柱炎以及其他免疫性疾病，出现血细胞沉降率增快，C 反应蛋白增高等病情时，均采用蒜泥铺灸。具体操作：先在督脉上垫一绷带，上放蒜泥，然后放艾绒铺灸。点燃时可以注射针筒抽取 95% 乙醇沿艾绒洒上，点燃，以加快燃烧速度，以皮肤潮红，病人可以忍受为度。可

略起小疱，如此施灸。开始阶段先是每周铺灸 1 次，至血细胞沉降率及其他化验指标趋于基本正常后，改为半月施灸 1 次。若效果良好，临床症状消失且病情不反弹，再 1 个月灸 1 次，继续灸 2 ~ 3 次巩固疗效。

②对阳气不足，身体虚寒者，用生姜泥铺灸，施灸方法同蒜泥铺灸。每周灸 1 次，灸时只有温热感，灸后局部皮肤亦潮红，但灸后不会起疱，10 次 1 个疗程基本上能祛除病患。

③对身体虚弱又有腰背疼痛者，可用蒜泥和姜泥参半施灸。施灸方法同上。

第三节　隔蒜灸、隔姜灸的适宜范围与应用

1. 隔蒜灸消炎作用强，常用于局部红肿疼痛、化脓发炎、压痛明显等急性炎症疾病。不管是无菌性炎症或细菌感染性炎症均可应用，特别是对细菌感染的毛囊炎、疖疔、脓肿等效果极佳。施灸过程中不但能杀菌，还能直接将感染部位的脓蒂带出体外。还可以用于淋巴结疾病、鼻炎等顽固性炎症，对鼻咽癌等肿瘤的肿块部位也可以选择应用。

2. 隔姜灸以温散风寒为主，多用于虚寒性疾病及病症较轻患者，如胃寒腹痛，隔姜灸上脘、中脘穴；宫寒月经不调隔姜灸关元等。

第四节　隔盐灸的适宜范围与应用

隔盐灸历代主要用于回阳固脱，急证抢救。多在中风脱证，昏迷不醒，大小便失禁，手撒口开或霍乱吐泻不止时使用，用隔盐灸神阙穴，须连续施灸，不计壮数，灸至脉起、肢温、症状改善。目前多用于虚寒腹泻、腹部寒冷不适、中气虚衰等证。

第五节　药饼灸的适宜范围与应用

根据医生经验配制药方，将中草药磨成粉末后备用。每次施灸取药粉30g左右，加入75%乙醇调成糊状，做成银元大小药饼，直接置于施灸部位，上置艾绒，用艾的火力将药物的功效渗入组织中，有艾和药物的双重作用，以活血祛瘀药为主，多用于软组织损伤、局部瘀肿，也可根据经验扩大治疗范围。

第六节　温针灸的适宜范围与应用

此类灸法是目前针灸临床应用最普遍和最常见的灸法，是以针刺为基础，针与灸相结合，通过针的热传导温通经脉，以增强针刺效力的灸法。适用于既需要留针，又适宜用艾灸的病症。但必须做到针可以直刺，针柄套上艾卷后不会倾倒烫伤皮肤为宜。以四肢关节、腰部、腹部最常用。

第七节　艾条灸的适宜范围与应用

艾条灸操作灵活，灸时不接触皮肤，病人无痛苦，适用于一些慢性病调治，对老年体虚、肌肤麻木、婴幼儿腹泻、胎位不正、难产包衣不下等病症，以及面部等部位不宜于其他灸法的面瘫、面部麻木等均可用此法。此类灸法可在针刺同时辅助应用，对于慢性病者，需长期坚持使用。

第八节　灯心灸的适宜范围与应用

灯心灸属于一种特殊的灸法，故常治疗特种病症。

1.耳尖灯心灸　适用于内眼急慢性炎症性病症，如角膜炎、虹膜睫状体炎、葡萄膜炎等，效果较好。

2.焯灸角孙穴　本法以治疗小儿腮腺炎为主，其他治疗有待开展。

第四章　灸治相关事项

第一节　施灸前应了解的相关基本情况

1. 要让病人积极配合各种灸法，如果不愿意接受，应说明情况，做好思想工作。真正不愿意接受者另换方法。

2. 施灸前应先测血压，听心肺功能。如果血压超过24/14.7kPa（180/110mmHg），应先服用降压药物再施灸，以免疼痛使血压进一步升高。对老年人心功能衰弱者施灸，要密切观察病人的神色变化。

3. 糖尿病人空腹血糖长期在 10mmol/L 以上，暂且少用直接灸和化脓灸，尤其是四肢末梢部位腧穴。

4. 全身性发热，体温超过38℃，暂且少用直接灸和化脓灸。

5. 孕期和经期一般情况下暂不直接灸或化脓灸。

6. 局部怀疑为肿瘤等恶性病症者，不在局部选用直接灸或化脓灸。

7. 婴幼儿一般少用直接灸或化脓灸，以免留下瘢痕。但病情严重者，如瘫痪、小儿麻痹症、大脑发育不全等，还是需要直接灸或化脓灸。

8. 在内脏大出血或生命垂危时慎用直接灸。

第二节 麦粒灸的取穴要求

1. 麦粒灸中的直接灸或化脓灸会遗留瘢痕，因此取穴要准确。左右上下要对称，艾炷圆整，灸后保持整洁美观。就是其他灸法也需取穴准确，否则效果不佳。

2. 能够准确定位，就必须按标准姿势取穴，并做记号上下左右对照。如需坐位取膏肓穴及背俞穴时，必须是正坐，双手扶膝后取穴，待取完穴后才可俯伏或俯卧施灸。如足三里、阳陵泉、血海等需屈膝垂足取穴等。

3. 由于麦粒灸的艾炷只有米粒大小，其作用于腧穴的一个点上，没有针刺那样上下或者向四周提插调整方向，因此，取穴要求比针刺要高，需按标志折算定位。

4. 不管病症如何复杂，均应全面分析，辨证论治，尽可能选取十四经脉中腧穴或有定位的经外奇穴。避免过多阿是穴或随意取穴。

5. 选穴应按病因病机选取主穴，治疗初期尽量不以痛为腧或远离病经施灸，以及在所患疾病对外周有一定影响和产生某些症状部位施以麦粒灸。

6. 取穴需少而精，一次施灸取穴不宜过多，如果病情复杂也应分次选穴施灸。因为有可能灸了主穴，病症得到控制。避免不需灸而灸之。

7. 对复诊中前次灸治有效腧穴不必换穴，如灸瘢未溃烂，可以重复施灸加强作用，促进化脓。

8.对历代医家规定禁灸腧穴尽量不用化脓灸，以免出现不良反应。

下面附禁灸穴歌：

> 禁灸之穴四十七，承光哑门风府逆，
>
> 睛明攒竹下迎香，天柱素髎上临泣，
>
> 脑户耳门瘈脉通，禾髎颧髎丝竹空，
>
> 头维下关人迎等，肩贞天牖心俞同，
>
> 乳中脊中白环俞，鸠尾渊腋和周荣，
>
> 腹哀少商并鱼际，经渠天府及中冲，
>
> 阳池阳关地五会，漏谷阴陵条口逢，
>
> 殷门申脉承扶忌，伏兔髀关连委中，
>
> 阴市下行寻犊鼻，诸穴休将艾火攻。

第三节　直接灸的取穴原则

1.按病因取穴　凡有明确病因的疾病，可按病因取穴，如颈椎病引起的头晕，先按颈椎病灸治，可取大椎、风池；腰椎间盘突出症引起的坐骨神经痛，先灸腰阳关、环跳等。

2.按发病部位选取灸治腧穴　如肩关节痛取肩髃、天宗；踝关节肿痛取丘墟、太溪等。

3.按疾病的标本缓急取穴　如高血压引起头晕先灸足三里、石门降压；类风湿关节炎伴体虚贫血，先灸膏肓、膈俞；

强直性脊柱炎伴胃肠功能紊乱，消化不良消瘦，应先灸中脘、下脘、气海。

4. 按腧穴特有功能取穴　如淋巴结核或者内眼疾病取肝俞、曲池；中气下陷病证取百会。

5. 五脏有病皆可取背俞　如肺气肿取肺俞；慢性肝病取肝俞，慢性肾病取肾俞。

6. 六腑有病取募穴　如肠炎取天枢、关元；胃病取中脘；膀胱有病取中极。

7. 单纯局部性病症取阿是穴　如肱骨外上髁炎取肘部阿是穴；膝内髁炎取膝部阿是穴。

8. 全身性疾病应辨证施灸　由于慢性肝病引起的腹泻便溏，应先灸治肝俞、期门，使肝功能恢复，腹泻便溏亦能改善；消瘦引起内脏下垂，应先灸治膏肓、章门，使之体质强壮，体重增加。

9. 按经脉所经过，主治所及取穴　如颈部淋巴结肿大和颈部脉络发生病症，可取丰隆穴灸之；少腹及腹股沟顽固性湿疹，淋巴结肿大，血海灸之。

10. 按特定穴的功效取穴　如肚腹三里留，凡是腹部急慢性病症，均可将足三里作为主穴或者配穴灸之；膻中为气之会穴，凡属气急、气短、气虚、气行不畅均可取之；绝骨是髓之会穴，对慢性骨髓炎病人必取绝骨灸之才能起效快。

11. 其他　遇有不明原因肿块或疑似肿瘤或局部症状很严重时，应避开病灶，先予远道灸治为主，取穴原则可参照以上条款。

12. 注意事项　直接灸时会有一定痛感，灸后遗留瘢痕，因此选取灸穴必须做到少而精，选取主穴施灸。遇到放射性疼痛或不适时，应该选择祛除病因腧穴施灸，一般不在放射部位取穴施灸，如腰椎间盘突出压迫神经引起整条腿麻木酸痛，不灸腿部腧穴，而是灸腰部。

第四节　各种灸法的应用选择

1. 凡是身体虚弱，阳气虚衰，肢体怕冷，全身症状较明显，有免疫性疾病或免疫缺陷及疑难杂症均可采用铺灸。

2. 凡是慢性迁延不愈病症、顽固性疾病、中老年退行性改变、陈伤后遗症、机体功能下降、瘫痪等临床诸多病症，均采用化脓灸或非化脓灸。

3. 如果病症需选取毛发部或四肢末梢，以及疣、痣的治疗，施灸均采用非化脓灸。

4. 病症较轻，且局限，或颜面部采用无瘢痕灸，如一病人无名指神经麻痹引起手指无法上翘，在八邪及指间关节行无瘢痕灸，1周愈。

5. 初病、婴幼儿、孕产妇、体质特别虚弱病人多用艾条温和灸。

6. 单纯性某个部位或某个关节疼痛，遇寒加重，或病根部位，局部症状明显，该部针刺可以垂直进针1寸以上，可以采用温针灸。

7. 患病部位有明显炎症，红肿疼痛，或发生疮疡、疖肿或溃疡化脓，均用隔蒜灸。

8. 局部受风寒湿邪侵袭，湿冷疼痛可用隔姜灸。

9. 需要加强活血化瘀或通过灸治将药力渗入体内，可用药饼灸。

10. 凡有内眼急、慢性炎症发作或病变，均需灯心灸耳尖穴，小儿腮腺炎时可用灯心灸角孙穴。

11. 隔盐灸用于抢救病人，但也可作为一种保健灸。

12. 平时最好各种灸法配合使用，如面瘫病人颜面部腧穴均采用艾条温和灸或无瘢痕灸，翳风穴可直接灸或化脓灸。类风湿关节炎、强直性脊柱炎铺灸后再取相关强壮穴和病症主穴化脓灸。子宫脱垂治疗时，百会采用非化脓灸，而关元则用化脓灸等。

第五节　施灸时的注意事项

1. 施灸的先后顺序一般先灸上部，后灸下部；先灸阳部，后灸阴部。但特殊情况下不必过于拘泥。

2. 施灸时应保持舒适体位，避免肢体移动。

3. 对隔物灸、温针灸需做好防护工作，避免灼伤非灸部位或衣物等其他物品。

4. 在非瘢痕灸过程中，如有灼伤或伤及非灸部位，均需做出及时处理，如刺破水疱，涂上聚维酮碘，贴创可贴保护等。

5.婴幼儿施艾条灸时，要掌握好距离，以免灼伤。

6.未婚或未生育妇女不灸石门，因古代记载灸该穴后可使女子不孕，现代研究灸后可使子宫后倾造成不孕不育。

7.不在空腹或拒灸情况下施灸。

8.注意观察病人神色形态变化，防止晕厥或其他不适。

第六节　化脓灸后处理

1.在化脓灸过程中，一般将最后一壮余灰压贴皮肤，起到保护作用。

2.灸后第二天在施灸部位开始贴灸疮膏，有灸后散余火之讲究。贴灸疮膏时要将膏药充分烘烊才可慢慢拉开，再略作烘烤对准穴位贴上，轻拍膏药让其与皮肤充分贴紧。

3.膏药1天1换或2天换1次，操作同首次贴法，换膏药时不必做任何处理，遇到出脓，也直接贴上即可。中途如遇膏药自行脱落，应随时贴上一张。

4.平时灸疮处很可能会发痒，但只能轻轻拍击，不能挠抓。

5.化脓灸疮疤往往7～10天出水出脓，属正常现象，不需做任何处理，只要换灸疮膏即可。如果灸疮周围出现红肿疼痛，为感染现象，可取下灸疮膏，涂以红霉素软膏等进行消炎处理，并且不再继续贴灸疮膏。

6. 在灸疮部位出现奇痒，红疹等现象，为灸疮膏过敏，应取下灸疮膏药，不再续贴，一般可自行退去。若出现全身瘙痒或过敏性红疹多日不退，可进行过敏处理。

7. 化脓灸需 25 ～ 30 天疮疤愈合，期间如要洗澡，应贴牢膏药洗，不能在灸疮上搓抓或反复冲洗，洗完后将旧的灸疮膏换去，贴上新的。

8. 如果灸瘢愈合后长期局部瘙痒，灸瘢发硬发红，高于皮肤，意味着病症仍未根除，需继续灸治。病除灸瘢自能平复不痒。

9. 非化脓灸部位出现皮损，水疱等情况，可用无菌针刺破水疱，涂以聚维酮碘，防止摩擦或进水，能自愈。

10. 施以直接灸后，如不需化脓的灸瘢部位，1 周内最好不进水，也不能搔抓，以防感染。

第七节　关于直接灸的艾炷大小和壮数多少

一、艾炷大小

古代将艾炷大小用枣、莲子、黄豆、苍耳子、麦粒来形容。《扁鹊心书·窦材灸法》中阐述："凡灸大人，艾炷须如莲子，底阔三分；若灸四肢及小儿，艾炷如苍耳子；灸头面，艾炷如麦粒大。"目前，艾炷分大、中、小 3 种，大者如莲子，中者如黄豆，小者如麦粒。一般而言，艾炷越大刺激量越大，灸瘢相对也大，化脓程度越重。虽然窦氏将大人小孩以及根据身体不同部位采用的艾炷大小有不同区分，但是历代重视灸法的医家均有一次性补充阳气的概念，绝大多数采用大艾炷施灸。艾炷太大，在治疗过程中毕竟给病人带来痛苦，留下瘢痕太大外观上也有一定影响。为此逐渐将艾炷改小，大多数以麦粒大小施灸，随之将直接灸的名称亦称之为"麦粒灸"。

从临床应用情况观察，直接灸的效果不完全在于艾炷大小，真正取得相应效果应该在于取穴的准确性。比如，任脉经上的石门穴、气海穴和阴交穴，3个穴位的位置只相差0.5寸，如果采用枣大艾炷施灸气海，很有可能将石门和阴交一起灸上，变成一灸三穴。而按照规定，年轻妇女不能灸石门，否则造成终身不孕等不良影响。又如一些井穴，即使用黄豆大小的中等艾炷施灸，也有可能灸到半个指头。在针刺时要求对准腧穴进针，腧穴位置只有针尖大小，却能起到相应效果。艾灸位置也应该在针刺取穴同样的这个点上，通过仔细切、循、扪、按来确定。腧穴反应肯定是一个点，不可能是一个很大的面，找准腧穴施灸就能起效。因此，当前将艾炷改成米粒大小或更小，均效果良好，并且病人容易接受，也值得推广。

二、直接灸壮数多少

首先可以了解历代应用中艾灸壮数。《甲乙经》开始定下艾灸壮数，一般每穴灸 3～4 壮，其中头部、颈肩背等部位多为 3 壮；胸、腋、腹部多为 5 壮；井穴一般灸 1 壮；大椎最多灸 9 壮；个别穴位如环跳则灸至 50 壮。

晋代葛洪倡导灸法，认为灸补阳，壮数亦以阳数为主，如 1 壮、3 壮、5 壮、7 壮，然后以 7 的倍数加壮，如 14 壮、21 壮、28 壮，之后以 7 壮为阳数之代表。他在其中写道："去小疾灸三、五、七壮可愈；凡大病，宜灸脐下五百壮，补接真气。"

唐代孙思邈认为，头面、咽宜少灸，手臂、四肢艾炷宜小，不宜多灸，胸、背、腹部艾炷宜大，腰背部宜少灸。至于壮数多少，一般可参照常人壮数，体壮病重可倍于常人，老小羸弱者可缓减半。

南宋窦材灸的壮数多，一般每穴灸百壮，甚至五六百壮。提出用灸养生的年龄、灸期及壮数。其说："人至三十，可三年一灸脐下三百壮；五十可二年灸脐下三百壮；只十年一年灸脐下三百壮，令人长生不老。"

古人对直接灸的壮数非常重视，并根据患者具体情况和施灸部位，灵活决定艾灸壮数。灸的壮数多少关系到施灸时的火力作用和灸后化脓的持续性作用两大方面。其中非化脓灸不需要化脓，即使 1 壮亦能结痂，10～15 天痂自行脱落，灸的程度较为表浅，但也能起到一星期的作用。化脓灸需 5～7 壮，灸后贴灸疮膏，一般均可以化脓，灸瘢 25～30 天愈合，此期间的无菌化脓起持续作用，可以达到预期的疗效。既然能化脓且起到作用，就没有必要灸几十壮，甚至几百壮来加大力度。

纵观历代灸法应用及兴衰，艾炷太大，壮数太多也有一定负面影响。我国第一部针灸专著《甲乙经》所规定的艾灸壮数比较切合临床实际。当前采用小艾炷（米粒大小），少壮数（3～5壮）较为适宜。

第八节　关于直接灸的补泻探讨

自《黄帝内经》提出"以火补之者，无吹其火，须自灭也；以火泻者，疾吹其火，传其艾，须其火灭也"的补泻方法后，无人将灸治的补泻进行研究。但从历代医家对灸治作用的论述，均已壮阳，补气，发散为主。如明代汪机在《针灸问对》中阐述："虚者灸之，使火气以助元气也；实者灸之，使实邪随火气而发散也；寒者灸之，使其气复温也；热者灸之，引郁热之气外发；火就燥之义也。"

民间谚语："灸着灸不着，均抵三帖大补药。"意思是说，灸后不管有没有治愈疾病，但对人体均有补益作用。所以历代医家提出灸治的壮阳、扶正、大补元气的作用是完全正确的。从临床应用观察总结，灸治对人体确实大有益处，极少产生不良反应，但其也有着补与泻的偏重性，可以从以下几方面去认识灸治的补泻。

1.灸治可以增强免疫功能，扶助阳气，使气血运行通畅。因此，针对正气亏虚，抵抗力下降的病人施灸，应该起到补益作用。

2. 在施灸过程中，如果任选一穴采用灸法就会达到想补就补、想泻就泻的要求应该不完全可能，也不会很现实。真正起到补泻作用，还是根据腧穴性质和选择不同的灸法来取得补泻效果较为现实，也合符医理。

3. 一般情况下，为了调整机体功能，选取强壮要穴，如膏肓、肾俞、命门、关元、足三里、膻中等，所起到的补益作用更强，而某个关节肿痛，局部炎症，如踝关节炎取丘墟、膝关节炎取血海等临近取穴，泻其实，使局部症状消退快，这就体现出泻的作用明显。

4. 常人均知"虚不受补"之说，灸治的补益作用也与食用补品同理，要循序渐进。对虚弱病人选择直接灸不必大艾炷，多壮数，多穴位一次性猛灸，应该取穴少而精，或采用艾条灸、药饼灸、铺灸等结合应用，让机体逐渐恢复，才算真正起到补益作用，否则可能适得其反。

5. 关于历代以"吹其火"与"不吹其火"的方法来决定灸治的补泻，是否能够在灸治当时起到一定作用，尚未收到结论。但从直接灸和化脓灸所起到的主要作用看，不单在于施灸当时起的补泻，而在于结痂和化脓的整个过程。《小品方》中云："灸的脓坏，风寒乃出，不坏则病不除。"而且其他各种灸法，如温针灸、艾条温和灸、隔物灸、灯心灸等，不存在吹火这种情况，但也体现出补泻。又如艾条温和灸偏于温补，隔蒜灸偏于泻实。因此认为，灸法的补泻作用不能凭吹火方法来决定。

临床篇

　　本篇整理了常见病症的艾灸腧穴和所采用的灸治方法。均在父辈临床应用心得基础上，通过本人长期在针刺和艾灸结合运用中，经过大量临床验证，观察到针刺治疗的同时，再选取主穴艾灸，可以大大提高针灸疗效，缩短疗程，减少疾病复发率，并且可以解决许多疑难问题。本家族中遇到病症，首先选择直接灸治疗，家父高寿 95 岁，不住院，不挂水，常灸关元、足三里保健。姐姐自幼体弱多病，生孩子后骨瘦如柴，吃不下饭，走不动路，后来体检时发现肺部有结核钙化灶。之后每年有病症发作，有过腋下淋巴结肿大如鸡蛋；甲状腺肿大如乒乓球；关节炎双踝关节肿大行走困难；结肠炎每天大便十多次伴寒战发热；50 岁时贫血，血红蛋白降到 60g/L 以下；六十岁时脑梗死偏瘫在床；还有背痛发作喘不过气；手麻拿不住东西，都用艾灸为治疗方法治愈。2013 年，姐 72 岁，春节前右踝扭伤肿胀青紫，不能行走，正值过年团聚，予直接灸丘墟 2 次即愈。2015 年 12 月 27 日姐左手桡骨远端骨折并嵌顿，石膏固定 33 天，同时服中药。2016 年 1 月 30 日取下石膏，整只手肿大青紫，日夜酸胀疼痛。2 月 1 日开始针刺加艾条温和灸，肿胀每日退一些，但下午又会肿一点。并且手背和手掌整块整块反复脱皮，恢复比较缓慢。2 月 5 日姐决定回家过年，停针灸，休息几天，手酸胀，手背手腕肿，肘关节不能伸直，骨折部位不能触摸，要求予灸治，随即给予直接灸左曲池、中泉各1壮。2月11日（正月初四）又开始针灸，见整只手肿退，神奇的是自从灸后，不予针灸肿痛也一天比一天消退，不再脱皮，皮肤已完好，肤色也正常，只有手腕部稍有肿胀。由于手臂长时间固定，肘关节伸不直，手臂至肩胛部酸痛，予直接灸大椎、左曲池、中泉、阳谷各1壮，当即肘部伸直，两手可以同时大幅度活动，之后隔2天灸1次，共直接灸治4次后肿退净，但肩关节上提不利，手指僵硬，弯曲不利，再直接灸大椎、左天宗、肩髃、曲池、中泉、阳溪、大陵、阳谷，2次后病愈。姐回忆结肠炎时，先给艾条数盒，让其自己温灸脐周腧穴，但需要每天施灸才能控制，停下不灸病即发作。后给予直接灸天枢；气海各7壮后化脓1个月，只灸1次至今未有发作。证实直接灸力大于温和灸，也是行之有效的宝贵治病手段之一，需要提倡和发扬。

　　一些综合性病症，比如腰腿痛，发病原因较多，取穴需要针对性。对于这些情况，根据病因或症状进行分别诊断后再定主穴和施灸方法，能够着重针对性治疗，从而提高疗效。在诊疗过程中，常会遇到同类疾病由于患者年龄、体质、病程长短和发病的阶段性不同，疾病症状会有差异，治疗上亦需适当调整。

　　本篇内容中所取主穴都是在明确病症的情况下，确立的是经验取穴。为使采用方便，各章节只将病症简单介绍后，没有进行辨证论治，亦不做腧穴分析。为此，除了选用所提供的腧穴外，可按病情加减，亦可选配相关腧穴。如病人体虚，免疫功能差，可选膏肓；有胃肠功能不正常，加灸中脘、气海；肾虚加肾俞、关元。有的先纠正相关症状，再针对疾病治疗，也可同步治疗。篇中针对每一病症列举了相关病例，将其治疗经过做简要介绍。虽然治疗过程中基本上是针刺和艾灸结合应用，由于针刺腧穴变动大，比较灵活，而灸治穴位相对固定，并且书中内容亦突出灸法为主，因此，取穴均为灸治穴，对针刺穴位只有病例中论及而不予介绍。

由于艾灸作用相对持久，每次灸治的间隔时间可以比针刺延长。因此，对每一病症的治疗没有疗程安排。一般疾病发作期可以每天或隔天灸1次；慢性病可以1周灸2次或1次；化脓灸可以1周灸1次，并可采用2组腧穴交替使用；铺灸可半月灸1次。许多病的治疗不需要按疗程，如股外侧皮神经炎、肱骨外上髁炎等往往灸一两次即愈。大多数慢性病10次1个疗程，一般情况下1个疗程亦能基本痊愈。类风湿关节炎、强直性脊柱炎这类免疫相关病症则疗程较长，大多数需6个月恢复期，可向患者说明需要坚持治疗。疗效和疗程的长短与疾病的发展阶段急、慢性控制情况以及术者选用的主穴和灸治方法存在一定关系。

直接灸治在化脓与否的问题上，与壮数多少存在一定关系。壮数多，作用相对较大，亦有利于化脓。但化脓与非化脓的根本控制措施还在于有否提供灸疮膏药。贴膏药有助于化脓，不贴膏药即使灸 7～9 壮，大多数人仍不易化脓。因此，对必须化脓者，就必须配备灸疮膏药，一方面保护疮口，另一方面促进化脓。在没有配备灸疮膏药的情况下，采用少灸几壮，多灸几次来增强效果，也能收到同样疗效。对年老体弱、小儿或不愿接受直接灸者，可以改为艾条温和灸、隔物灸或温针灸等。虽然化脓灸和非化脓灸均需将艾炷贴在皮肤上施灸，而且产生短暂疼痛和灸后遗留一点小瘢，但现在采用的艾炷极小，不会对人体有多大伤害。对于久治不愈的慢性病患者还是直接灸作用显著，尤其是就诊路途遥远的患者更需有持久的作用。治疗中坚持取穴少而精，掌握好灸法原则，病人可以接受。本书内容中各科病症所取穴位纯属经验之谈，与教材有很大出入，只能提供思路作为参考，应用中可以比较体会。

第五章 头面部病症

头面部以五官病症为主，亦有神经、血管方面的疾病，予以粗略分类介绍。

第一节 五官病症

虽然五官病症比较独立，但许多病症亦较复杂和顽固。五官病症可以影响身心健康，某些全身性疾病亦可影响五官。比如糖尿病往往影响眼睛；感冒病毒很容易转化为慢性鼻炎；高血压可以引起耳鸣、头痛、头晕。本节用灸法处理的五官病症基本上为单纯性五官疾病。

一、鼻部疾患

以急慢性鼻炎、上额窦炎、嗅觉减退为症状的一组病症。临床常有鼻塞、头痛、嗜睡、记忆力减退、流涕多或无涕。发于鼻咽部位的炎症导致鼻咽部不通畅而表现为长期干咳而误以为是咽喉炎或气管炎。

【取穴】上星、迎香、巨髎。

【灸法】上星直接灸 3～5 壮或艾条温和灸 10～15 分钟，迎香，巨髎隔蒜灸 5 壮。

病例：沈某，女，13 岁，学生。2013 年 12 月 28 日就诊。

患鼻炎 3 年，频繁眨眼 6 个月，伴视物模糊（没有近视），成绩显著下降，平素常流清鼻涕，感冒时为浓鼻涕。取穴：先予上星温和灸 10 分钟，切蒜片约 0.3cm 厚置于巨髎上，放黄豆大小艾炷点燃施灸至皮肤觉烫即移至迎香，两穴来回移动，共灸 5 壮。加针刺攒竹、太阳留针 15 分钟。每周治疗 1 次，至 2014 年 3 月 8 日，共针灸 10 次，眨眼基本消除，鼻涕明显减少，鼻部畅通，学习时反应能力强，成绩显著提高。

【按语】本例就诊前因频繁眨眼，成绩显著下降，一直按注意缺陷障碍治疗。但有 3 年鼻炎史，现常流鼻涕，感冒时流浓涕等状况。予以祛除病因入手，针灸治疗。《玉龙歌》曰："鼻流清涕名鼻渊，先补后泻疾可痊。若是头风并眼痛，上星穴内刺无偏。"取上星温和灸起温通经络作用，再取病灶部迎香、巨髎用隔蒜灸，发挥蒜和艾双重作用，祛除病因，加针刺攒竹穴，缓解眨眼症状，收到了预期效果。

二、耳部疾患

包括耳鸣、聋、听力下降、中耳炎、梅尼埃病等病症。艾灸主穴基本相同。

【取穴】百会、翳风、听会。

【灸法】百会、翳风各直接灸 5～7 壮，听会温针灸 2 壮。

病例：石某，女，55 岁。1998 年 12 月 19 日就诊。

患者左耳鼓膜穿孔已几十年，听力较差，是年下半年开始右耳耳鸣，听力显著下降，面对面对话听力模糊不清。取穴：百会、翳风（双）、大椎各直接灸 7 壮，听会温针灸 2 壮，加针刺率谷，风池，隔天针灸 1 次，共针灸 5 次，听力恢复，耳鸣消失。

【按语】患者起始耳鸣日渐听力下降及聋，属肾阳亏虚，升发不足，故直接灸百会、大椎，有较强的升阳补阳作用。手足少阳经均入耳中，翳风、听会为少阳经位于耳前后腧穴，是治疗耳部疾患主穴。临床中耳鸣、耳聋属顽疾，需用灸法方效佳。由于患者双耳失聪并体弱，需双耳同灸。因听会在耳前，面部少用直接灸，因此采用温针灸法。

三、眼部疾患

眼部病症极其复杂，根据眼内部位不同和病因各异，选穴亦不相同。因此予以分别介绍。

（一）角膜炎

由于角膜没有血管分布，药物很难起效。一旦炎症发生，就会迁延不愈。如果病症进一步发展，会使角膜穿孔而失明。针灸对角膜的修复能够起到很大帮助。

【取穴】耳尖、上星。

【灸法】耳尖（患侧）用灯心灸 1 壮，上星直接灸 3～5 壮。

病例：任某，女，63 岁。1982 年 8 月 25 日就诊。

患者 2 个月前左侧太阳部患带状疱疹，疱疹结痂后，左眼上睑肌完全麻痹，掩住整只眼睛。眼内整个巩膜充血（呈鲜红色）一直不退。伴左侧头部日夜疼痛。经省、县眼科检查，诊断为病毒性角膜炎，伴左上眼睑肌麻痹，配大量眼药水滴用未有好转。取穴：左耳尖灯心灸 1 壮，上星直接灸 5 壮（1 周灸 1 次），隔日针刺风池，左侧睛明、攒竹、阳白、太阳、双侧合谷、足三里，共针灸治疗 33 次，眼睑功能恢复，巩膜充血彻底消退，病毒性角膜炎痊愈，无有复发。

【按语】民间称角膜炎为"眼睛上星"，采用耳尖灯心灸时"啪"的一声弹去叫作"弹星"，意即将黑眼珠上有星星一样的东西弹掉，病就自然而愈。虽为民间疗法，却屡用屡验，一直采用。上星穴是治眼疾要穴，直接灸不但巩固眼病疗效，且消除眼病引起的头痛。本病例伴眼肌麻痹，予隔日针刺睛明、攒竹、阳白、太阳、合谷、足三里，使已麻痹的眼轮匝肌功能同时得到恢复。

（二）慢性结膜炎

慢性结膜炎常引起结膜充血，眼屎多，眼部不适等症。

【取穴】耳尖、大椎。

【灸法】耳尖灯心灸1壮，大椎直接灸5～7壮。

病例：石某，男，35岁。1990年1月24日就诊。

患者双眼结膜常常出现充血现象，伴双眼热感，怕光，不能睁视已1年。1989年10月眼科检查诊断为双眼慢性结膜炎。虽一直用药，滴眼药水等治疗，但症状感到日益加重。取穴：耳尖（双），灯心灸各1壮，大椎直接灸7壮，配合隔日太阳放血10滴，针刺承泣、合谷、太冲，共针灸5次，诸症消失。

【按语】急性结膜炎多由风热邪毒外袭，为时疫病，常采用大椎放血拔罐祛邪毒而愈。慢性结膜炎多为内存积热，肝火上炎所致。按照金元四大家刘完素提出的灸有"引热外出""引邪外出"主张，亦取大椎，用直接灸起到持久泄热作用，再予灯心灸耳尖，保护角膜消除角膜受损。针刺承泣、合谷、太冲加强泻热作用。

（三）葡萄膜炎

葡萄膜血供非常丰富，一旦炎症发生，症状比较严重，常常视力明显下降，并伴有眼部严重充血和种种不适及头痛等症状。

【取穴】耳尖（患侧）、风池（双）、上星、肝俞（双）。

【灸法】耳尖灯心灸1壮，风池、上星各直接灸3～5壮，肝俞直接灸7壮。

病例：章某，女，40岁，1988年4月9日就诊。

病人患风湿性关节炎，在1984年2月服用自制药酒后，第二天开始右眼充血、疼痛、畏光，视力逐步下降，并且反复发作，久治不愈。4年中辗转省、市、县眼科治疗，自去年10月复发后一直不能好转。现关节炎发作肿痛来针灸治疗。眼科检查：右眼视力0.2，眼球结膜混合性充血，角膜内膜下沉积，前房稍浑，瞳孔散大固定（如筷子头大），光反射消失，畏光，视物模糊，伴失眠、头痛、头晕、纳差，舌淡苔厚腻，脉滑。取穴：耳尖（右）灯心灸1壮，风池（双）、上星各直接灸5壮，肝俞（双）直接灸7壮，加针刺右睛明、太阳、光明。

4月12日二诊：头痛及眼眶痛略有缓解，予风池直接灸3壮，肝俞直接灸5壮，针刺右睛明、攒竹、太阳、光明。

4月16日四诊：自觉眼睛较前明亮，结膜充血减轻，予上星直接灸3壮，针刺同前。

4月25日五诊：自觉视力明显提高，未灸，针刺同前，告知要去省医院复查。

4月29日六诊：复查报告：视力提高到0.6，各种症状基本减退，上星、风池各直接灸3壮，针刺同前。停止针灸治疗。

【按语】葡萄膜长期炎性病变，炎症影响眼部血液循环，致使角膜后壁积聚沉着物，虹膜发生粘连而影响视力。中医学认为，该病由肝胆实热，肝肾阴虚，虚火上炎，邪热犯于目，熏灼黄仁而致病。灸风池清泄胆火，灸肝俞补益肝阴，加灸上星、耳尖治眼疾祛兼证，并加针刺睛明、攒竹、太阳、光明，疏通经脉，效果良好。

（四）角膜溃疡

为角膜炎的进一步发展。常使角膜遗留白色瘢痕，溃疡发生在瞳孔周围则影响视力，穿孔者会使角膜混浊，导致完全性失明。

【取穴】耳尖（患侧）、上星、肝俞（双）。

【灸法】耳尖灯心灸1壮，上星直接灸3～5壮，肝俞直接灸7壮。

病例：盛某，女，37 岁，1988 年 4 月 13 日就诊。

1988 年 1 月 8 日，左眼红痛，角膜出现数个小白点，即住院治疗。至农历大年三十，症状有所消退而回家过年。正月初八病情反复，头痛厉害，又住院治疗 10 天，但整个黑眼珠变成脓白色，中间陷落。眼科检查报告：前房积脓，眼结膜充血（＋＋），眼底窥不进，虹膜后粘连，羊脂状，KP（＋＋），诊断：左眼反应性全葡萄膜炎、角膜溃疡。由于左眼视力完全消失，伴头痛、头晕，身体极度虚弱，无法独立行走，由姐搀扶就诊。取穴：耳尖（双）灯心灸 1 壮，上星直接灸 5 壮，加针刺风池、太阳、曲池、合谷、足三里、左睛明、隔日针灸 1 次。

4 月 20 日四诊：精神好转，结膜充血，颜面水肿均有所消退，肝俞（双）直接灸 7 壮，上星直接灸 5 壮，针刺取穴同前。

4 月 28 日八诊：头痛、头晕消失，纳增，耳尖灸瘢已愈，复灯心灸 1 壮，针刺同前。

5 月 18 日十六诊：已能看清人面和分清手指，角膜上乳白点已缩小到 1mm，直接灸肝俞 7 壮，针刺取穴同前。

6 月 20 日共三十诊，诸证完全消失，角膜上已看不到乳白点，告愈。复灸肝俞 7 壮。

1990 年 10 月追访，一切正常，无有发作。

【按语】角膜浸润性炎症进一步发展，致使角膜溃疡穿孔，前房积脓，眼内混合型充血以及角膜上产生云翳。病人发生头痛、眼痛、畏光、流泪、视物障碍等症状。如果及时配合针灸，可收到意想不到的效果，可使溃疡面逐步修复，云翳消退。治疗上以肝俞为主穴，因肝开窍于目，肝俞位于膀胱经上，足太阳膀胱经起始于目内眦，是内眼病治疗必取穴。灯心灸耳尖可去翳，也是必取。其他腧穴可随症施灸。但针刺睛明、太阳对改善眼部循环非常重要。针灸治眼病，越是发作期间，作用越明显。

（五）视盘炎

眼底部视盘炎及视神经炎极易影响视力，而且治疗比较困难。

【取穴】百会、风池（双）、肝俞（双）、足三里。

【灸法】百会、风池各直接灸 3～5 壮，肝俞、足三里直接灸 5～7 壮。

病例：裘某，女，50 岁，1990 年 1 月 15 日就诊。

1989 年 3 月起常头痛，有浮云遮眼之象，怀疑颅内肿瘤，于当年 6 月去省医院 CT 检查，颅内无病变，但病症有加重发展趋向。当年 10 月再次 CT 检查，仍无肿瘤等病理发现。继之眼科检查：左眼视力 0.1，右眼视力 0.6，眼底视盘水肿，诊为视盘炎。临床症状：右眼无力睁眼，自觉视力已消失，头重，睡眠欠佳，纳可，舌淡红，苔白腻，脉沉细。取穴：百会、风池（双）直接灸 5 壮，针刺睛明、丝竹空、足三里，隔天针灸。

二诊取穴：肝俞（双）直接灸 7 壮，足三里（双）直接灸 7 壮，针刺睛明、太阳、光明。

三诊：风池直接灸 3 壮，耳尖放血 10 滴，针刺上星、睛明、太阳、头维、光明。

四诊：眼能睁开，头重减轻。共针灸 10 次能自行活动，肝俞灸 7 壮后嘱贴灸疮膏让其化脓，停止治疗。

【按语】视盘部发炎属于眼底疾病，比较难治。中医学认为，肝肾亏虚，目失精养，或痰湿蕴结，浊气上泛，蒙蔽清窍。本病例眼底水肿，舌淡，苔白腻，属痰湿蕴结证，灸百会振奋阳气，灸风池祛风通络，灸肝俞加强肝之疏泄，灸足三里健脾胃祛湿。用灸法补充阳气，祛除痰湿。针刺睛明、丝竹空、太阳、光明，改善经脉运行。

（六）动眼神经麻痹

动眼神经麻痹常使眼珠偏向一侧，会产生复视，也会影响眼睑活动。不管何种原因导致动眼神经麻痹，配合针灸很有帮助。

【取穴】风池（双）

【灸法】风池直接灸 3～5 壮。

病例：吕某，男，30岁，1991年5月28日就诊。

1990年11月20日，脑部外伤，昏迷抢救40天，共住院治疗93天，其他功能恢复，右侧动眼神经麻痹出现斜视和复视，伴脾气暴躁，动辄打人，小便频数。取穴：风池（双）直接灸1壮，加针刺右阳白、攒竹、太阳、神门（双）、三阴交（双）。

上述针灸方法隔日1次，共针灸治疗9次，诸症消失，眼睑开合自如，复视消失。

【按语】动眼神经麻痹往往受脑部病理影响而发生，大多数病程短暂，及时配合针灸常收到满意效果，灸法取穴以风池为主。

（七）青光眼

青光眼是房水流通障碍所致，常会出现眼压升高，而剧烈头痛。针灸不但能减轻头痛，而且有利于房水流畅，从而使疾病缓解好转。

【取穴】风池（双）、上星、命门（家传经验取穴）。

【灸法】风池、上星各直接灸3～5壮，命门直接灸7壮。

病例：王某，男，69岁，1990年9月14日就诊。

患者左眼发红，头痛伴恶心1周。眼科检查：左眼混浊，充血严重，球结膜水肿，角膜斑翳满布，晶体明显混浊，瞳孔不圆，呈梅花状眼球，指压未见明显变硬，两眼相仿。诊为青光眼，因头痛剧烈而求治于针灸。取穴：风池（双）直接灸 5 壮，命门直接灸 7 壮，针刺太阳、睛明、足三里。

9 月 16 日二诊：头痛缓解，予上星直接灸 5 壮，命门直接灸 7 壮，针刺同前。

9 月 19 日三诊：头已不痛，风池直接灸 5 壮，予上星直接灸 3 壮，针刺同前。

【按语】家父认为中老年人患青光眼，开始视力下降均属命门虚衰所致，因此取命门灸之常能获效。治疗时加灸上星、风池祛除头痛等不适症状。

（八）眼睑下垂

眼睑下垂有上睑下垂而导致无力睁眼，上睑遮盖眼睛而影响生活和工作。也有下睑下垂导致眼睑外翻，眼睑闭合不全，结膜外露而发生风眩目烂症状。病因有动眼神经麻痹，重症肌无力和眼睑局部神经或肌肉病症。针灸治疗不管是神经或肌肉病变均有利于功能恢复，能起到很好作用。

【取穴】百会、上星、风池（双）、膏肓（双）、足三里（双）。

【灸法】百会、上星、风池各直接灸 1～3 壮，膏肓、足三里各直接灸 7 壮。

病例：张某，女，55 岁，1989 年 2 月 2 日就诊。

右眼上睑无力渐下垂半年余，目前已上睑完全下垂遮住整只眼睛，用力睁眼时只有一条缝。近月左眼亦感无力。眼科诊断为肌无力。取穴：上星、风池（双）各直接灸 5 壮，足三里直接灸 7 壮，针刺攒竹、阳白、瞳子髎、合谷，隔日针灸。

2 月 4 日二诊：百会直接灸 5 壮，针刺穴同前。

2 月 7 日三诊：膏肓直接灸 7 壮，针刺穴同前。

2 月 9 日四诊：眼睑能用上劲，开始有点睁开，风池直接灸 7 壮，针刺穴同前。之后再针灸 3 次，共针灸 7 次，病症基本消除。

【按语】后天继发性眼睑下垂病症，病因错综复杂，有颅内问题，也有眶内问题，治疗前须仔细分辨清楚，给予不同的治疗方法。后天双发性眼睑下垂，多数属于肌无力症。虽然重症肌无力属全身性疾病，但以眼睑下垂表现突出，中医辨证分析属气血不足，肌肉筋脉失养。本病例已诊断为肌无力，须采用百会上星、风池、膏肓、足三里同时灸治而使气血能够同补，针刺攒竹、阳白、瞳子髎、合谷，贯通经脉，让气血正常运行才得以取效。

第二节　周围性面神经麻痹

周围性面神经麻痹简称面瘫，是针灸科临床中最常见的病症。患者就诊时症状基本上相似。针灸治疗也能够取得良好的效果。但也有一部分病人恢复缓慢或者会遗留下不同程度的后遗症，甚至经久不愈。针对发病时面神经的损伤范围和神经损伤部位的深浅，进行不同方法处理，与面神经瘫痪的恢复存在不可忽视的关系。如果神经损伤在内耳鼓索和镫骨肌以上，以及病毒对面神经根部广泛伤害，就会影响到病症的恢复。发病后治疗 3 周以上面部症状仍然得不到改善者，就需注意恢复情况，选择灸法配合，才能取得良好效果。

【取穴】翳风（患侧）、风池（患侧）、百会、大椎。

【灸法】翳风、风池、百会各直接灸 1 壮，大椎直接灸 7 壮。

病例：金某，男，51 岁，2015 年 9 月 15 日就诊。

2015 年 7 月 6 日突然左侧面瘫，CT 检查颅内无病理现象。即住院对症治疗 16 天，每天针灸配合治疗，并予中药服用、面部膏药贴敷、理疗等多种疗法，丝毫没有好转现象。患者曾于 18 岁时面瘫 1 次，针灸治愈；在部队服役期间面瘫 1 次，请假回老家针灸治愈；退伍后又面瘫 1 次，综合性治疗治愈。两侧面部轮番面瘫已是第 4 次。

此次就诊时左侧面神经完全性瘫痪，口眼㖞斜严重，伴颈项部酸胀。属顽固性面瘫。血压：18.7/13.3kPa（140/100mmHg）。取穴：百会、翳风（左）、风池（双）、膏肓（双）各直接灸3壮，针刺左睛明、攒竹、阳白、下关、牵正、和髎、承浆、足三里，配维生素B_{12}注射液1mL穴位注射太阳、地仓，每次治疗方法相同，1周针灸1次。针灸4次，面部肌肉可以活动，共针灸10次痊愈，停止治疗。

【按语】面瘫是针灸医师经常治疗的病症，有几点体会供同道参考。

（1）治疗面瘫首先要稳定病人的焦虑情绪，避免心急胡乱投医。

（2）努力提高针灸效力是关键，治疗次数最好能在10次以内短期治愈，过长治疗很可能发生倒错现象，即面肌痉挛，造成后遗症。

（3）治疗时先了解发病情况，如有发热、颈项或耳部疼痛，应先针对这些情况治疗，否则病情会进一步发展。

（4）治疗初期取穴要精而少。曾为一患者治面瘫，先请其停用其他治疗措施，只取地仓、太阳二穴针刺，其他腧穴均采用艾条温和灸，结果也是10次痊愈。

（5）对病程日久或有过发热、耳痛者，面部脉络往往空虚，气血不足，加直接灸患侧翳风、风池和大椎等穴补益气血，温通经脉，可以提高疗效。

第三节 头 痛

很多疾病会表现出头痛，所以头痛病因复杂，治疗中除了针对病因作相应治疗外，按头痛部位选取腧穴灸治，有利于提高疗效。

一、前额痛

单纯性前额痛，除神经性或血管性头痛外，大多与五官疾病并存，尤其是眼、鼻病症多见。

【取穴】上星、风池（双）。

【灸法】上星、风池各直接灸 1～3 壮。

病例：李某，女，40 岁，2013 年 3 月 23 日就诊。

患者头痛 10 多年，以前额左太阳周围为主，痛时太阳部发胀，伴双眼畏光，睡眠质量差，生气时头痛加重，纳食正常，舌淡，苔薄白，脉弦细。取穴：上星、风池（双）各直接灸 3 壮，加针刺太阳、攒竹、太溪，1 周针灸 1 次，共针灸 6 次，头痛消除。

二、后头痛

后头痛多为颈椎病，基底动脉供血不足等原因引起。疼痛性质多为胀痛。

【取穴】风池（双）、大椎。

【灸法】风池直接灸 3～5 壮，大椎直接灸 7 壮。

病例：何某，女，41 岁，2011 年 10 月 26 日就诊。

头痛头胀，偶发头晕 16 年，以颈项胀痛为主，常有月经延期 10 多天，经量多且腰酸，一直心动过缓，心率：58 次 / 分，律齐，血压：17.3/10.7kPa（130/80mmHg），舌胖淡，脉细弱。取穴：大椎、肾俞（双）各直接灸 7 壮，针刺风池、足三里。

2011 年 10 月 28 日二诊：症状无明显变化，取膏肓（双）直接灸 5 壮，风池直接灸 3 壮，针刺后溪、足三里。

2011 年 11 月 2 日三诊：晨起头略胀，白天症状减轻，风池直接灸 3 壮，针刺后溪。

2011 年 11 月 5 日四诊：晨起太阳部发胀，白天减轻，颈项部症状减轻，大椎直接灸 5 壮，风池直接灸 3 壮，针刺太阳、合谷。

2011 年 11 月 8 日五诊：有时头胀，但明显减轻，心率 66 次 / 分，取百会、风池各直接灸 3 壮，针合谷、足三里。

2011 年 11 月 12 日六诊：头胀痛已很轻微，唯睡眠较浅，心率 66 次 / 分，血压：13.3/9.3kPa（100/70mmHg），取风池（双）直接灸 3 壮，膏肓（双）直接灸 5 壮，针刺足三里、神门、三阴交，告愈。

三、偏头痛

慢性偏头痛大多为神经性头痛或血管性头痛，急性偏头痛有牙齿痛，内眼病症也会引起偏头痛。带状疱疹病毒所致的偏头痛多为不明原因急性疼痛，以耳根乳突部位为甚，疼痛呈阵发性，因此，应仔细了解相关情况和疼痛时间、部位等。

【取穴】风池（患侧）、翳风（患侧）、率谷（患侧）。

【灸法】风池、翳风各直接灸 3～5 壮，率谷直接灸 1 壮。

病例：徐某，女，34 岁，1985 年 6 月 12 日就诊。

患者于 1982 年 2 月 1 日被树枝压倒，右侧头部着地，并致右侧肋骨两处骨折。卧床休息治疗 2 个月，于 4 月份起床活动时出现右侧头痛难忍。经多方治疗缓解之后的 3 年中，每当小麦收割季节头痛即发，伴恶心，无呕吐，无发热。平素纳食不振，舌质淡红有瘀斑，苔薄白，脉细涩。取穴：百会、风池（右）各直接灸 3 壮，率谷（右）直接灸 1 壮，针刺头维（右）、外关（右）。

6月15日复诊，初次针灸后即头脑清爽，再予针灸上穴，告愈。

四、全头痛

全头痛病因较为复杂，除排除颅内疾患外，还要了解心跳、血压、血常规等全身性情况。

【取穴】百会、风池（双）、大椎。

【灸法】百会、风池各直接灸3～5壮，大椎直接灸7壮。

病例：贾某，男，41岁，2012年6月5日就诊。

2006年开始头痛频繁发作，自认为跟抽烟有关，但戒烟后头痛仍没有缓解。CT等相关检查无发现明显病理变化，一直来采用多种治疗方法未愈。头痛位置不固定，常整个头胀痛，近来伴背胀，睡眠欠佳。血压：14.7/9.3kPa（110/70mmHg）。取穴：百会、风池（双）各直接灸3壮，大椎、膏肓（双）各直接灸5壮，加针刺太阳、神门、三阴交，1周针灸1次，共针灸8次，诸症消除。

第四节　眩　晕

眩晕是眩和晕的合称。眩一般是视物旋转，甚则天翻地覆，人失平衡，伴随呕吐，会使人产生恐惧的一系列症状。多与小脑、脑干、内耳等部位的功能失调有关；晕为自觉症状，病因大多存在脑供血不足。由于病人常分不清眩或晕，因此，常以眩晕统称就诊。按临床常见病因可分为以下几种类型。

一、血压不稳定型眩晕

冠心病、颈动脉狭窄、心律失常常导致血压过高或过低。一些人血压持续升高且不易控制，使脑供血不足导致头晕。有头重脚轻，走路似踩棉花，并且存在发生中风的危险。

【取穴】曲池（双）、足三里（双）、石门、绝骨（双）。

【灸法】曲池直接灸 3～5 壮，足三里、石门、绝骨各直接灸 7 壮。

病例：吕某，男，46 岁，2010 年 6 月 12 日就诊。

患者高血压 3 年余，一直服降压药，血压控制不平稳。有胃出血病史 9 年，至去年春节前共有胃出血 4 次。平素易泛胃酸，吃东西不当即胃不舒服。白天全身关节冷痛麻木，大便次数多，最多时一日十多次。晚上梦多，每日昏昏沉沉，头晕眼花。血检：抗"O"略高于正常，血糖：6.61mmol/L，总胆汁酸：46.4（正常 0～20），血压：21.3/16kPa（160/120mmHg），舌淡苔厚腻。见此状必先纠正脾阳虚证。取穴：督脉隔姜泥铺灸 2 壮，中脘、石门、曲池（双）、足三里（双）各直接灸 5

壮，加针刺合谷、太冲。

2010年6月21日二诊：前次针灸后大便基本正常，人舒服很多。血压：18.7/13.3kPa（140/100mmHg），又取督脉隔姜泥铺灸2壮，膏肓（双）、肾俞（双）各直接灸5壮。

2010年7月7日三诊：诸症好转，血压：16.3/12kPa（122/90mmHg），再取督脉隔姜泥铺灸2壮，章门（双）、足三里（双）各直接灸5壮，针刺合谷、太冲、太溪。

2010年7月15日四诊：自觉无头晕目眩及其他不适症状，复取督脉隔姜泥铺灸2壮，膏肓（双）、章门（双）、足三里（双）各直接灸5壮，告愈。

二、耳源型眩晕

耳源性眩晕常伴耳鸣，听力下降，如梅尼埃综合征发作者除严重眩晕外，常伴呕吐等症状。

【取穴】主穴：百会、翳风（双）；配穴：大椎、风池（双）。

【灸法】百会、翳风各直接灸5～7壮，大椎、风池各直接灸3～5壮。

病例：汪某，男，41岁，2010年5月20日就诊。

患者头晕伴耳鸣6年，且有鼻塞，感冒时流浓鼻涕，反复头痛。常颈项酸胀不适。去年眩晕发作时不能行走，摇晃欲倒。此次眩晕发作已3天，并呕吐。取穴：百会、大椎各直接灸5壮，针刺眩晕区、翳风、后溪、申脉。

5月13日二诊：昨日针灸后睡眠正常，今晨起仍眩晕呕吐，予百会直接灸5壮，翳风直接灸7壮，针刺中脘、气海、内关、足三里。

5月15日三诊：起床已不眩晕，躺下时有头晕感，予百会直接灸3壮，翳风直接灸5壮，针刺中脘、气海、内关、足三里，症状得到控制。

三、颈椎病型眩晕

严重的颈椎病型头晕行走不稳，四肢麻木，甚至瘫痪，为解决严重症状，许多人采用手术治疗。

【取穴】主穴：风池（双）、大椎；配穴：崇骨、肩中俞（双）。

【灸法】风池直接灸5～7壮，大椎、肩中俞、崇骨各直接灸7壮。

病例：周某，男，47岁，2014年5月13日就诊。

患者头晕，颈项痛，肩酸，双手无力，拿东西颤抖，不能从事工作6个月。CT报告：颈椎生理曲度变直，椎体形态欠规整，颈 3～颈 7 椎骨质增生，椎体边缘变尖，颈 3～颈 7 椎间盘轻度突出，血压：14.7/10.7kPa（110/80mmHg）。取穴：风池（双）、大椎各直接灸 3 壮，针刺天柱、外关。

5 月 16 日二诊：头晕，颈肩酸胀，左手无力较明显，取穴：大椎、肩外俞（双）各直接灸 3 壮，针刺天柱、外关。

5 月 21 日三诊：头晕、心悸，记忆力减退，拇指麻，手抖略减轻。心电图检查：窦性心律，心率：92 次 / 分。取穴：百会、风池（双）各直接灸 3 壮，膏肓直接灸 5 壮，针刺太阳、通里。

5 月 26 日四诊：仍有头晕，但症状明显减轻。取穴：百会、风池（双）、肩中俞（双）、天宗（双）各直接灸 3 壮，针刺天柱、合谷。

5 月 30 日五诊：抬头时头顶部不适，左肩酸胀和手抖减轻。取穴：风池、大椎、天宗（双）各直接灸 3 壮，针刺天柱、曲池、合谷。

6 月 2 日六诊：左肩仍无力，头已不晕，指麻减轻。取穴：大椎、天宗（左）各直接灸 3 壮，肩中俞（双）直接灸 1 壮，针刺左曲池、外关、合谷。

6 月 15 日七诊：无头晕发生，颈肩有时酸胀，但较前轻，取穴：百会、风池、肩中俞各直接灸 1 壮，大椎、左天宗各直接灸 3 壮。

6 月 17 日八诊：诸症基本消失，准备回家上班，予百会、风池、大椎各直接灸3壮，针刺天柱、曲池、外关、合谷，告愈。

【按语】中医学认为，眩晕病症由风痰上扰清窍或肾精气血亏虚不能上充于脑而致。针灸常取息风化痰经穴或益精养血为治疗原则。结合现代医学分析，眩晕病因较多，涉及心血管、神经、贫血、梅尼埃综合征、某些全身性疾病及精神因素等。临诊时需仔细辨别。曾有一病例眩晕倒地，送到医院自然苏醒且无其他表现，要求针灸治疗，先予脑CT检查，结果发现脑胶质瘤。因此，要注意突发性、反复发作性、持续性、间歇性等症状发生情况，确立有无颅内病变，了解心肺功能、血压情况、血检相关指标，有无耳鸣耳聋及病人心情等。对有明确发病因素的眩晕，可选取适当腧穴施灸提高疗效。一般颈椎病选风池、大椎，梅尼埃综合征选百会、翳风，高血压选足三里、石门（或关元），气血虚弱选膏肓、膈俞、气海。

第六章　颈肩上肢病症

第一节　颈椎病

颈椎病发病率很高，包括很多青年人因生理曲度改变而出现种种不适症状。临床常见颈椎病病因有：颈椎生理曲度改变、颈椎骨质增生、颈椎间盘突出、颈项韧带钙化、颈椎椎体滑移、颈椎外伤后遗症。特别是外伤严重者高位性截瘫，治疗极其困难，配合针灸治疗，许多患者功能得到改善。

【取穴】主穴：风池（双）、大椎、崇骨、肩外俞（双）；配穴：百痨、肩中俞。影响四肢及高位截瘫者，视病情选取相关腧穴。

【灸法】风池、大椎、崇骨、肩外俞、肩中俞各直接灸3～5壮，百痨直接灸3～5壮。

病例：盛某，男，51岁，1988年2月28日就诊。

患者1987年7月20日凌晨4:00点去田间割水稻，天黑不见路，摔下十几米深坑，致颈4～颈5椎体后缘不连续，颈5椎体略向后移位，颈5～颈6椎间隙较狭窄，导致高位性瘫痪，即送省级医院骨科石膏固定 62 天后，四肢功能有所恢复，双足能站立，但呈剪刀交叉步态移行，双手 X 形交叉于胸前，拉之僵硬，无法穿衣，只能将棉衣披挂包裹身体。取穴：先后直接灸风池（双）、大椎、肩中俞（双）、肩外俞（双）、肩髃（双）、曲池（双）、腰阳关、环跳（双）、阳陵泉（双）、足三里（双）、昆仑（双）、每次直接灸四五个穴位各 3～5 壮、加针刺天鼎、天柱、外关、合谷、委中、绝骨、太冲等，隔天针灸 1 次，共针灸治疗 35 次，手足功能活动自如，恢复上班，单位照顾其做门卫工作直至退休。

第二节　肩关节周围病症

肩关节周围炎临床症状不太一致，有的以关节周围酸痛为主，有的为肩关节活动障碍。如果不明原因活动障碍并且经久不愈者，应警惕肺部肿瘤。现就临床常见症型分述如下。

一、颈椎病型

颈椎病所致的肩关节周围炎往往酸胀疼痛反复发作，酸痛较甚连及肩背，许多人举臂可以缓解症状。肩关节功能基本上没有多大影响。

【取穴】大椎、风池（双）及患侧肩外俞、天宗。

【灸法】大椎直接灸 5～7 壮，风池、肩外俞、天宗各直接灸 3～5 壮。

病例：裘某，男，64 岁，2010 年 2 月 10 日就诊。

患者颈椎病病史 30 余年，早年用漆针治疗，左侧颈肩背皮肤全部被漆针用的颜料染成的青色。颈肩常年酸痛不愈，多年来以推拿拔罐作为常用方法来缓解症状。此次左肩关节剧痛 3 天，翻身穿衣均困难。取穴：大椎、肩外俞（左）各直接灸 5 壮，针刺风池、左肩井、肩髃、外关。

2 月 12 日二诊：酸痛缓解。取穴：风池、大椎、左天宗各直接灸 3 壮，针刺同前。

3 月 1 日三诊：近段时间肩背酸痛诸症消失。取穴：大椎、风池、天宗（左）各直接灸 3 壮，针刺左肩井、外关，告愈。送来锦旗一面。

二、肩关节粘连

肩关节周围炎经久不愈的"五十肩"或肩关节外伤后常导致肩关节粘连，关节活动受限，特别是上举、旋后困难。

【取穴】患侧天宗、肩髃、肩前、曲池。

【灸法】天宗、肩髃、肩前（需找到最痛点）、曲池各直接灸 3～5 壮。

病例：袁某，女，71 岁，2015 年 10 月 8 日就诊。

2014 年 11 月 15 日不慎跌倒，致右肩关节骨裂，用中药包扎治疗半年，肩关节仍然疼痛，并活动受限。又曾在局部麻醉下牵拉治疗后再贴膏药，致局部皮肤破溃，形成指头大小 3 个高出皮肤的瘢痕组织，衣服擦到即感疼痛而停止该种疗法。后每日在家人帮助下进行牵拉功能锻炼，始终不能改善症状。患者肩关节无法活动且日夜疼痛不宁，体重下降 5kg。诊见：左手扶住右手，肩关节活动受限，穿脱衣服极度困难。取穴：右侧天宗、肩髃、肩前、曲池，瘢痕组织上各直接灸 2 壮，1 周治疗 1 次，共灸治 7 次，肩关节活动自如，体重增加 1kg。

三、无粘连性肩关节周围炎

急、慢性肩关节周围炎，只表现肩关节周围疼痛，关节活动功能不受影响。

【取穴】患侧肩贞、肩髃、肩髎、肩前、曲池。

【灸法】肩贞、肩髃、肩髎、肩前、曲池各温针灸 2 壮。

病例：陈某，男，46 岁，2015 年 9 月 28 日就诊。

左肩关节及手臂疼痛 1 年多，曾做小针刀 3 次后好转，后又复发，再做小针刀 2 次，症状减轻，但未愈。后又去疼痛科神经阻滞封闭治疗 3 次。此次发作 6 个月，左肩背至左手臂日夜疼痛，肩关节活动无殊，颈椎症状不明显，肩关节后缘压痛明显。取穴：左肩贞、肩髃、肩髎、曲池温针灸 2 壮。

2015 年 10 月 19 日二诊：自针灸后疼痛消失，唯手臂有点酸，症状较轻。取穴：左肩贞、肩髎、肩髃、曲池温针灸 2 壮。

第三节　肩胛肌萎缩

临床中遇到多例中老年肩胛肌萎缩患者，多无确切病因诊断，虽然导致上肢上提无力，但酸痛症状一般较轻，也不影响上肢神经功能。以双侧肩胛肌萎缩多见，也有单侧发病。有的连手臂及手掌肌肉同时萎缩。表现为双手无力，上提功能下降。

【取穴】大椎、肩外俞、肺俞、膏肓、天宗、肩髃、曲池。

【灸法】大椎、肩外俞、肺俞、膏肓、天宗、肩髃、曲池各直接灸 3～5 壮。

病例：宋某，男，77 岁，2014 年 8 月 1 日就诊。

患者双手上提困难 3 个月余，右手甚，伴肩关节痛，左侧背胀。当地医院住院治疗检查记录：右肺下叶钙化灶，两肺肺气肿，谷氨酸酰转肽酶：81U/L，低密度脂蛋白：4.9mmol/L，果糖胺：2.25mmol/L，诊断为右肩关节撞击症。诊见：背阔肌明显萎缩，肩胛周围瘦成皮包骨，双肩无法抬举，穿脱衣服极度困难，精神尚可，无其他不适感觉。取穴：大椎、肩外俞（双）、膏肓（双）、天宗（双）各直接灸 3 壮，针刺肩髃、曲池、外关。

8 月 8 日二诊：颈部酸胀减轻，双肩关节痛，上提困难。取穴：大椎及双侧肩外俞、肺俞、膏肓、天宗、肩髃各直接灸 3 壮，针刺肩前、曲池、外关。

8 月 16 日三诊：双肩关节痛减轻，双臂上提困难，肩胛骨上有肌肉增厚现象。取穴：大椎及双侧肺俞、膏肓、天宗、肩髃、肩前各直接灸 3 壮，针刺曲池、外关。

8 月 23 日四诊：双肩关节疼痛减轻，上举较前增高。取穴：大椎及双侧肩外俞、肺俞、膏肓、肩髃、肩前各灸 3 壮，针刺肩髎、肩贞、曲池。

9 月 3 日五诊：右肘关节略痛，左手背略肿，肩背部症状减轻。取穴：大椎及双侧肩外俞、肺俞、膏肓、天宗、肩髃、肩前、曲池各直接灸 2 壮，针刺合谷、八邪。

9 月 17 日六诊：肩关节活动良好，背部肌肉增厚。取穴：大椎及双侧肩外俞、肺俞、膏肓、天宗、肩髃、曲池各直接灸壮，针刺外关、合谷，告愈。

第四节　臂丛神经损伤

臂丛神经损伤多由外伤所致，可引起手臂完全性瘫痪，应尽早结合针灸治疗，有利于手臂功能恢复。

【取穴】大椎、患侧肩外俞、天宗、肩髃、肩前、天鼎、曲池。

【灸法】大椎、肩外俞、天宗、肩髃、肩前、曲池各直接灸5壮，天鼎温和灸10～15分钟。

病例：商某，女，40岁，1985年9月16日就诊。

1985年6月3日骑自行车摔倒，致右锁骨与肩关节交界处骨折，臂丛神经损伤，右上肢完全性瘫痪，往返于省、县骨科治疗，骨折愈合，而上肢功能未有回复迹象，准备接受手术治疗。经家中商议，先尝试以针灸治疗，前来就诊。诊见：右手下垂，毫无肌力。取穴：大椎及右侧肩外俞、天宗、肩髃、肩前、曲池各直接灸3～5壮，天鼎温和灸至皮肤潮红，针刺外关、合谷、八邪，隔天针灸1次，共针灸23次，右手功能完全恢复，毫无后遗症。

第五节　肱骨外上髁炎

肱骨外上髁炎又称网球肘，为劳损性疾病。临床中肘外侧疼痛，旋前功能受限，平举物体痛甚，属该病症。

【取穴】患侧阿是（取阿是穴时，必须将肘关节屈曲 60°左右，让肱骨外上髁的最高点充分暴露后，在进行仔细按压，在最高点上找到最痛点，即为阿是取之），伴肘关节伸屈不利加取曲池。

【灸法】阿是穴直接灸 7 壮，曲池直接灸 7 壮。

病例：陈某（本诊所房东），男，41 岁，2013 年 3 月 10 日就诊。

右手肱骨外上髁炎 2 个月余，拧毛巾、提物困难。取穴：阿是穴直接灸 7 壮，贴灸疮膏化脓 26 天愈，无复发。

第六节　桡骨茎突炎

桡骨茎突炎又称桡骨茎突狭窄性腱鞘炎，在桡骨茎突部肿胀疼痛。由于该处肌腱跨过腕关节面附于拇指，因此，炎症发生时常影响到拇指功能活动。发病率女性高于男性。

【取穴】患侧阿是穴，拇指活动不利加阳溪。

【灸法】阿是直接灸 7 壮，阳溪直接灸 3 ～ 5 壮。

病例：张某，男，21 岁，2011 年 9 月 6 日就诊。

右手桡骨茎突反复肿痛 2 年多，贴膏药无数。此次肿痛不退已 15 天，伴右手拇指活动不利。有拉伤史，加之理发工作，更不易治愈。取穴：阿是直接灸 7 壮，阳溪直接灸 5 壮，针刺曲池、合谷，1 周针灸 2 次。

9 月 15 日三诊：肿痛明显减轻，手指活动已没有疼痛感，予阿是直接灸 7 壮巩固疗效，告愈。

第七节　腕关节肿痛

腕关节肿痛可为单纯性腕关节肿痛、外伤、骨折后遗症、腕关节炎；也可因全身性病症致腕关节发炎肿痛，如风湿性关节炎、类风湿关节炎或其他免疫性疾病等。腕关节炎症很容易导致关节变形和僵直。

【取穴】主穴：患侧中泉；配穴：阳溪、腕骨。
【灸法】中泉、阳溪、腕骨各直接灸 3 ～ 5 壮。

病例：万某，男，40 岁，2014 年 5 月 31 日就诊。

右手腕关节劳损后一直肿痛 6 个月，拧毛巾困难，伴手指麻木，诊见腕背肿，腕关节背侧中部压痛明显，关节活动尚可。取穴：中泉（右）直接灸 5 壮，针刺外关、阳溪。

6 月 10 日二诊：腕部肿痛减轻。取穴：复灸中泉 5 壮，针刺阳溪。

第八节　手指腱鞘炎

手指腱鞘炎又称弹响指，以拇指多见，其他手指亦可发生，严重影响手指功能。

【取穴】阿是穴。

【灸法】阿是直接灸 1 ～ 3 壮，或隔蒜灸 5 ～ 7 壮。

病例：郑某，女，51 岁，2012 年 9 月 24 日就诊。

患者双手指疼痛 3 年，中指及小指为甚，且手指伸不直。摄片示：右手第 5 指近端指关节间隙变窄，血检各项指标正常。按压掌侧指掌关节周围疼痛明显，血压：16/10.7kPa（120/80mmHg）。取穴：右手中指、小指掌侧指掌部阿是穴隔蒜灸 7 壮，针刺合谷、八邪，1 周针灸 1 次，共针灸 7 次，手指疼痛基本消失，亦能伸直。

第九节　指关节肿痛

指关节肥大或屈曲变形不能伸直是类风湿关节炎的常见临

床症状。痛风性关节炎、指关节退行性变亦可出现此症状。

【取穴】患指关节间、赤白肉际处。

【灸法】指关节间直接灸1壮，可两边同时灸。

【按语】颈肩上肢病症以疼痛、肢体活动功能障碍为特征，需分析属于局部性病症还是相互受牵连的病症。对颈椎损伤导致颈丛性高位截瘫或臂丛神经损伤导致上肢瘫痪，不管是否进行手术治疗，都应该积极配合针灸治疗，以利于功能恢复。在针灸治疗中最好选主穴施灸，可以大大提高疗效。一般选穴如下：颈椎病症选大椎、肩外俞，肩关节病症选天宗、肩髃，手臂病症选曲池，腕、指病症选中泉，也可根据具体情况酌情选取其他腧穴。

第七章　腰背及下肢痛症

第一节　腰背部胀痛

排除内脏放射性疼痛病因后，大多数腰背酸胀疼痛属于腰背肌肉劳损和脊柱疾病导致。由于胸腰部范围大，按节段比较直观。

一、颈椎病型

颈椎病所致的肩背酸胀疼痛，既有颈部酸胀不适，又有肩背酸胀疼痛。

【取穴】大椎、风池（双）、膏肓（患侧或双侧）。

【灸法】风池直接灸 3～5 壮，大椎、膏肓各直接灸 7 壮。

病例：许某，男，70 岁，2013 年 3 月 18 日就诊。

患者经常颈项背部酸胀不适，近月颈部活动受限，右侧背部酸胀不能入睡，每日敲打无济于事。摄片报告：颈椎生理弧度变直，椎体边缘骨质增生，部分椎间隙变窄，颈后项韧带钙化。并且两肺纹理增粗，主动脉阴影增宽，左心缘弧度延长。患者兼有前列腺肥大，小便次数多，白细胞偏低，血压：18.7/10.7kPa（140/80mmHg）。取穴：风池（双）直接灸 3 壮，大椎、膏肓、关元各灸 7 壮。

3 月 25 日二诊：症状明显减轻。取穴：风池直接灸 1 壮，大椎、膏肓、关元、右天宗各灸 7 壮。

4 月 2 日三诊：症状基本消除。取穴：风池、大椎、右天宗、关元各直接灸 3 壮。当年 10 月介绍其亲家母就诊，告知自针灸后无任何不适症状。

二、胸背部胀痛

胸背部长期胀痛不适，一为背部肌肉、筋膜、韧带急、慢性劳损，二是脊柱相关病症。另有因胸肋软骨炎、肋间神经炎、脊柱小关节紊乱交锁和各种炎症反应的刺激使小关节粘连或者脊柱退变影响脊柱功能等原因，反射性地引起背部肌肉痉挛。

【取穴】身柱、至阳、膏肓（双）。

【灸法】身柱、至阳、膏肓各直接灸 3 ～ 5 壮。

病例：徐某，男，33 岁，2012 年 10 月 12 日就诊。

常年肩背酸胀，自觉疲惫，并全身荨麻疹 6 个月，很难治愈。取穴：膏肓、至阳、身柱、肺俞各直接灸 5 壮，针刺曲池、血海。共针灸 6 次，肩背酸胀消除，荨麻疹亦很少发作。

三、胸椎结核

胸下段是脊柱结核的好发部位。发病后该部位发生干酪样坏死，破坏椎间盘和椎体，使病变椎体不能负重而发生塌陷，引起脊柱后突畸形。灸治能控制病情，并且起到很好治疗作用。

【取穴】膏肓（双）、中枢、悬枢、胸 10 ～腰 1 华佗夹脊。

【灸法】膏肓、天枢、悬枢各直接灸 7 壮，华佗夹脊灸 3 ～ 5 壮。

病例：石某，女，38 岁，1990 年 4 月 23 日就诊。

常年腰背痛，翻身困难。摄片报告：胸 11 及 12 后突楔型变，第 11 胸椎间隙破坏，椎体前缘有小骨片分离，椎体密度增高，其间又有局部透亮区。胸部正位片示：第 11 及 12 椎体上下径变窄，椎体变白，椎旁有软组织影，呈上窄下宽，边界为清晰囊状。诊断：胸 11 ～胸 12 脊柱结核。取穴：膏肓（双）、中枢、悬枢各直接灸 7 壮，胸 10 ～胸 12 华佗夹脊（双侧）各直接灸 5 壮，1 周灸 2 次，10 次 1 个疗程，其间休息 10 天，共灸 18 次，腰背痛消除，脊柱后突减轻。

四、腰椎结核

腰椎没有肋骨固定，活动幅度和活动范围很大，如果腰椎结核，椎体被破坏塌陷，会使腰椎活动受到严重限制，出现腰部板直、撑腰、人后仰等不正常姿势，甚则卧床不起。化脓灸治疗腰椎结核取得很好效果。本人课题曾在 1992 年 6 月 16 日荣获新昌县人民政府颁发的科技成果奖二等奖。

【取穴】悬枢、命门、腰阳关、肾俞（双）、三焦俞（双）、腰椎华佗夹脊（双侧）。

【灸法】以上诸穴按病情选取后直接灸 5 ～ 7 壮。

病例：吕某，女，28 岁，1990 年 12 月 2 日就诊。

患者父母均死于结核病。1989 年 3 月开始腰痛日渐加重，一直服中草药治疗无法控制，发展到卧床不起。于 1990 年 10 月 5 日经县人民医院检查报告：血红蛋白 68g/L，血细胞：9.8×10^9/L，N：0.76，L：0.22，E：0.02，ESR：122mm/h，摄片报告：腰 2 ～腰 3 椎间隙消失，腰 2 ～腰 3 上下见半脱位表现，上下前后 1cm 左右局部密度增高，第 2 腰椎棘突消失。诊断：腰椎结核。给予青霉素、链霉素，抗痨药物合用，症状仍日益加重。诊见：腰椎畸形后突，翻身极度困难，不能起坐。时有潮热盗汗，舌红绛无苔（镜面状），脉细数。体温：37℃，不思饮食，收住针灸留观室治疗。取穴、命门、悬枢、腰椎华佗夹脊各隔蒜灸5壮，针刺三焦俞、足三里、阴郄每天灸治1次。

12月10日第八诊：化验报告 ESR：128mm/h，血细胞沉降率没降反升。取穴：肾俞（双）、悬枢、腰阳关各直接灸7壮，次日加华佗夹脊直接灸5壮，每日1次。

12月18日第十五诊：血检 ESR：85mm/h，身体状况得到明显改善，之后中枢、悬枢、三焦俞、命门、腰阳关、环跳、腰椎夹脊穴轮番直接灸5～7壮。1991年1月5日，经1个月灸治，血细胞沉降率至33mm/h，离院继贴灸疮膏让灸瘢化脓并休息。

1991年3月3日复诊化验报告：血红蛋白85g/L，白细胞$5.2×10^9$/L，N：0.70，L：0.26，E：0.03，ESR：28mm/h，腰部脊柱趋于平整，诸症基本消失，予上述穴位巩固灸治。

2015年11月20日陪其丈夫就诊时见其身体健康。

【说明】此病人送来时，外界和家人均认为其性命堪忧，当时因身体状况极差，而不敢采用直接灸治疗，以隔蒜灸代替。灸治1周未能起效，改用直接灸，症状即被控制且一天天好转，各项检查指标趋于正常。说明直接灸之效力大于其他灸治法，无法替代。

五、脊柱陈旧性压缩性骨折

脊柱陈旧性压缩性骨折，一类是有外伤史；另一类是随老龄化，"三高症"和一些慢性疾病促使骨质疏松而出现自发脊柱骨折。因为这些压缩性骨折没有脊髓损伤，不出现神经系统症状，也不加以重视。但由于骨折造成脊柱不稳定，影响肌肉肌腱力量，会出现腰背疼痛、驼背、侧弯等病理症状。通过针灸治疗能有效地缓解腰背痛，改善血液循环，加强腰背肌力，减轻驼背现象。

【取穴】肾俞、命门及骨折部位在督脉上对应的腧穴和上下节段腧穴（例如腰 1 骨折，取穴胸 12 下、悬枢、命门，因为脊柱骨折会使上下椎体均失稳定性）。

【灸法】所选腧穴各直接灸 5～7 壮。

病例：宋某，女，51 岁，2000 年 2 月 20 日就诊。

3 年前从临时梯子上跌下，只休息几天，未加重视。去年开始腰背痛，人略倾斜。今年来腰痛剧烈，予腰部摄片报告腰 1 椎体陈旧性压缩性骨折，椎体压缩约 1/3，各椎体骨质增生明显，生理曲度右侧弯。

【取穴】悬枢、中枢、命门、腰阳关、肾俞各直接灸 5 壮，1 周灸 2 次，共灸 8 次，腰痛愈，人挺直。

六、脊柱滑移

脊柱之所以滑移，是由于腰部长期劳损，该部肌肉和韧带拉力减退，固定能力不够。又因腰骶部结构特殊，肌肉韧带最易受损，滑移脊柱常发生在腰4～腰5。

【取穴】腰阳关、十七椎下、大肠俞。

【灸法】腰阳关、十七椎下、大肠俞（双）各直接灸5～7壮。

病例：李某，男，59岁，1999年12月30日就诊。

患者腰痛多年，1999年8月起，腰不能挺直，酸痛加重，并向左下肢放射，行走疼痛剧烈。1999年12月24日摄片报告：腰椎左侧弯，椎体骨质增生明显，椎间隙狭窄，部分骨桥形成，腰5椎体向前滑移1度。取穴：腰阳关、命门、十七椎下、大肠俞（双）、肾俞（双）、左环跳各直接灸5壮，针刺委中、阳陵泉，隔天1次，针灸6次疼痛基本缓解。

七、隐性骶裂

隐性骶裂为先天性骶骨存在裂缝，多数人往往30岁之后会出现腰腿痛症状，发病时症状较为剧烈，并且无理想办法控制，通过针灸可以消除症状。

【取穴】腰阳关或十七椎下，可随机配穴。

【灸法】腰阳关或十七椎下直接灸7壮。

病例：余某，37岁，2013年5月6日就诊。

有反复腰痛史，近2个月疼痛频繁，并向右下肢放射。每

晚服止痛片缓解。摄片检查：腰椎生理弧度稍直，腰 4～腰 5
骨质增生，骶 1 隐性脊柱裂。取穴：腰阳关、右腰眼、环跳各
直接灸 5 壮，针刺承山。

5 月 10 日二诊：疼痛无明显减轻。取穴：腰阳关、十七
椎下、右环跳，各直接灸 5 壮。

5 月 13 日三诊：症状明显减轻。取穴：腰阳关、十七椎
下，各直接灸 5 壮，针刺右腰眼。

6 月 4 日四诊：腰基本上不痛，臀部有酸重，小腿外侧
至足跟痛。取穴：十七椎下、右腰眼、环跳、昆仑，各直接
灸 3 壮。

6 月 21 日五诊：腰腿痛均消除。取穴：十七椎下、右侧
腰眼、承山，各直接灸 3 壮。告愈。

八、腰椎间盘突出

腰椎间盘突出压迫神经根，疼痛剧烈。以腰 4～腰 5、腰
5～骶 1 突出居多。对于这类病症，应用针刺和灸法结合治疗
较为适宜。特别是年龄较轻，没有完全性突出或多个椎体的椎
间盘同时突出者，是由于脊柱的稳定性不够。通过针灸治疗，
可使腰部循环得到改善，炎症和水肿消退，神经压迫减轻和消
除，腰部韧带肌肉力量增强，从而使病症得到治愈，并且会减
少复发率。对于已做手术治疗复发者，更应以针灸治疗为主。

【取穴】命门、肾俞（双）、腰阳关、十七椎下、大肠俞（双）及患侧腰眼、环跳、阳陵泉、承山、昆仑、丘墟。

【灸法】腰阳关、十七椎下、患侧环跳各直接灸 7 壮，其余穴按临床症状选取灸 1～3 壮。

病例：郭某，男，50 岁，2013 年 5 月 20 日就诊。

大货车司机。腰椎间盘突出于 1996 年手术治疗，一直状况良好，手术刀疤长 18cm。3 年前腰痛又反复发作，1 个月前腰痛并向左下肢放射，疼痛剧烈不能下床，即送医院治疗。摄片报告：腰 3～腰 4 椎间盘向椎体周围膨出伴向后中央突出，硬膜囊受压，腰 4～腰 5 椎间盘向后突出，部分椎体边缘骨质增生。开始每日服用各种止痛药而出现肝功能损害。化验报告：谷丙转氨酶 85U/L，谷草转氨酶 41U/L，碱性磷酸酶 309U/L，腺苷酸脱氢酶 36U/L，球蛋白 40.9g/L，总胆固醇 3.5mmol/L，载脂蛋白 130.05g/L，类风湿因子 35，人类白细胞抗原 B-27 阳性。临床症状：人向右侧重度倾斜，几乎不能站立，需 2 人扶着移步，床上翻身困难，腰部手术刀疤中央肌肉脂肪疝馒头样鼓起，刀疤两头肌肉凹陷，面苍黄，痛苦貌。取穴：肾俞（双）、命门、悬枢、中枢、腰阳关、大肠俞（双）、十七椎下、腰眼（双）、左环跳、承山，以上穴位随机分 2 组，各轮番直接灸 3 壮，1 周灸 2 次，灸 18 次，腰部、手术部位脂肪肌肉疝基本平坦，灸 20 次开始恢复工作，1 人开车送货从杭州至哈尔滨。往返无任何不适症状。

九、骶髂关节致密性关节炎

由于妇女妊娠期骶髂部韧带肌肉长时间松弛和伸张，使此关节活动范围增加，容易劳损，加之压迫，循环障碍，可使该部充血、水肿、粘连等无菌性炎症，之后出现关节面模糊或退行性改变，引起持久性下腰痛，还可牵扯引起下肢疼痛。男性发现此症需警惕强直性脊柱炎发生。

【取穴】腰眼（患侧）、大肠俞（患侧）。

【灸法】腰眼、大肠俞各直接灸 3 ～ 5 壮。

病例：葛某，女，37 岁，2014 年 2 月 25 日就诊。

骶髂关节及右侧臀部疼痛 3 年余，以夜间痛甚，常翻身困难。久坐 1 小时以上即开始疼痛。摄片报告：双侧骶髂关节髂面骨质可见片状均匀密度增高影。化验：人体白细胞抗原 B-27：阴性。取穴：腰阳关、腰眼（双）、大肠俞（双），各直接灸 5 壮。

2 月 26 日二诊：臀部胀痛。取穴：腰眼（双）、环跳（双），各直接灸 3 壮。

2 月 27 日三诊：腰骶部酸痛。取穴：腰阳关、腰眼（双）、环跳（双），各直接灸 3 壮。

2月28日四诊：酸痛均减轻。取穴：腰眼（双）、大肠俞（双），各直接灸5壮。

3月7日五诊：近来疼痛基本缓解。取穴：腰阳关、腰眼（双）、大肠俞（双），各直接灸5壮。

第二节　坐骨神经痛

坐骨神经痛可分为原发性和继发性两大类。在继发性病因中，以腰骶脊柱相关疾病引起居多，但也有脊柱以外疾病而出现坐骨神经痛症状。如第3腰椎横突综合征、梨状肌综合征、髋关节病变、股骨头坏死等，出现坐骨神经痛或者类似坐骨神经痛病症，应加以分辨。坐骨神经痛虽为针灸最常见的临床病症，但需合理运用灸治法，选好相对应的腧穴，可以提高治愈率。

【取穴】主穴：环跳。配穴：①脊柱相关病所致，腰阳关、十七椎下、大肠俞；②出现腰椎脊柱侧弯，中枢、悬枢、命门、腰阳关、肾俞（双）；③腰三横突综合征，命门、肾俞（患侧）、肓门（患侧）；④梨状肌综合征，腰眼（患侧）、胞肓（患侧）；⑤股骨头坏死，居髎（患侧）；⑥疼痛以足太阳经为主，承山（患侧）、昆仑（患侧）；⑦疼痛以足少阳经为主，阳陵泉（患侧）、丘墟（患侧）；⑧出现胯部、腹股沟疼痛，血海

（患侧）、承山（患侧）。

【灸法】所选穴各直接灸5～7壮。

病例：郑某，男，59岁，2012年1月30日就诊。

反复腰痛10多年。今年1月20日开始疼痛向右下肢放射，伴整条腿麻木，大足趾不能上翘，人倾斜，跛行，日夜疼痛剧烈。摄片检查示：腰椎右侧弯，诸椎体骨质增生，以腰3～腰5为甚。腰骶椎间盘突出，腰3～腰4、腰4～腰5椎间盘膨隆。诊查：腰段脊柱明显增粗并侧弯，腰骶部及右侧骶髂部压痛明显。取穴：中枢、悬枢、命门、肾俞（双）、腰阳关、腰眼（双）、右侧环跳、承山、阳陵泉，各直接灸5壮。针刺足三里、太冲，每日针灸1次，针灸至第10次疼痛基本控制，但仍不能正常挺直，提出家中有事硬要回家。

2012年4月20日再次就诊，见人几乎趴倒在地，告知回家后15天病症再次发作，即送医院治疗。其间采用输液、中草药服用、牵引推拿、针灸、理疗等综合性治疗，疼痛不能控制，又在X线配合下，介入治疗2次，共住院32天，一直不能起床下地。取穴：与以前基本相同，每天针灸1次，星期天休息。

2012年5月2日经针灸12次后疼痛基本消除，人可以挺直，要求回家。嘱15天复诊。

2012 年 5 月 19 日复诊，此次回家，腰腿一天比一天舒服，予上述穴巩固治疗后即日回家，嘱 15 天复诊。

2012 年 6 月 8 日复诊：脊柱侧弯基本消失，能挑 100 多斤担。予上述穴位巩固治疗。告愈。

追访至今未有复发。

第三节　髋部病症

髋部病症有髋关节炎、髋关节骨质增生、股骨头坏死等。梨状肌综合征、腰三横突综合征髋部酸痛症状亦较明显。髋关节是全身最大的关节，遇有髋关节化脓或结核性髋关节炎致残率高，甚则危及生命。股骨头坏死会使髋关节融合，患肢缩短，除部分患者后期手术治疗外，治疗难度较大。灸治能缓解症状。各种病因的髋关节病症，灸治取穴基本相同。

【取穴】患侧腰眼、居髎、环跳、血海。

【灸法】腰眼、居髎、环跳、血海各直接灸 7 壮。

病例：梁某，男，49 岁，1999 年 12 月 13 日就诊。

左侧髋部及膝部疼痛 3 年，且疼痛日益加重，行走跛行。摄片检查：左侧股骨头变小，可见囊状透亮区，关节不光整。诊断：左侧股骨头无菌性坏死。取穴：左侧腰眼、环跳、居髎、血海、风市，各直接灸 7 壮，1 周灸治 2 次。

2000 年 1 月 20 日第 10 次，自觉疼痛消除，继灸上述诸穴各 7 壮。停止治疗。

第四节　股外侧皮神经炎

股外侧皮神经炎病程缓慢，症状轻微局限，不被人所重视。但常使人感到腿部不适，有时影响运动。灸治常可一次性治愈。

【取穴】患侧风市。

【灸法】风市直接灸 7 壮或温针灸 2 壮。

病例：吕某，男，41 岁，1987 年 11 月 26 日就诊。

右侧大腿外侧麻木十几年，发病原因不明。自发病以来，步行不能超过 5km，否则大腿外侧即开始针刺样疼痛。取穴：右侧风市直接灸 7 壮。

1988 年 3 月 3 日路上偶遇问起告知灸后未复发。

第五节　腓总神经麻痹

单纯性腓总神经麻痹不仅表现为膝以下无力，足背下垂，足背和足趾上翘困难，且行走容易摔跤，严重影响正常生活。

积极配合针灸，有利于神经功能恢复。

【取穴】患侧环跳、阳陵泉、承山、丘墟、昆仑。

【灸法】环跳、阳陵泉各直接灸 5～7 壮，承山、丘墟、昆仑各直接灸 3～5 壮。

病例：张某，男，49 岁，2015 年 8 月 16 日就诊。

2015 年 2 月 28 日左小腿突然剧烈疼痛，第 2 天开始左膝以下无力，行走不利，即去县人民医院诊治，怀疑左腘窝外侧有一肿瘤，转省中医院骨科住院，1 周后手术摘去肿瘤（良性）后，左下肢腓总神经功能仍未恢复，出院后采用多种方法治疗未见好转。诊见：举足跨步极困难，足背完全下垂，肤温下降，摔跤无数次。取穴：左侧环跳、风市、足三里、承山、阳陵泉、昆仑、丘墟、太溪，各直接灸 5 壮，针刺绝骨、太冲、八风，1 周针灸 1 次。针灸 15 次功能完全恢复。

第六节　膝部病症

膝关节位置浅表，结构复杂且不稳定，活动度和负重均很大，容易损伤，退行性改变早，一旦关节炎症，会使关节变形影响功能。但许多时候膝关节是局部性损伤和病变而不是整个关节酸痛。根据膝部内、外、上、下不同部位的常见病症，灸治取穴略有不同。

一、膝关节炎

引起膝关节炎的病因很多，有风湿性、类风湿、结核性、痛风性、外伤性、退行性等，可使整个膝关节内软组织、滑膜囊发炎，引起关节红肿、发热、积液等症状；也可慢性炎症刺激而致关节软骨纤维变性、变薄或消失，关节囊纤维化增厚，滑囊肥厚，出现骨质增生等状况。

【取穴】血海、曲泉、髌骨、阳陵泉、足三里。

【灸法】上述穴位各直接灸 3～5 壮。

病例：蔡某，女，64 岁，2011 年 4 月 1 日就诊。

双膝关节反复肿痛十几年，关节逐渐变形，活动受限，下蹲困难。已注射玻璃酸钠 8 支。摄片报告：双膝关节骨质增生。取穴：血海（双）、足三里（双）、阳陵泉（双）、曲泉（双），各直接灸 5 壮，1 周 1 次，针灸 5 次疼痛缓解，下蹲好转。

二、膝内髁炎

膝内髁是膝内侧副韧带的起止部位，内侧副韧带又与内侧半月板边缘紧密相连。发生炎症的主要原因为膝关节内侧副韧带损伤。虽然病症的痛点比较局限，但该损伤和炎症会破坏膝内侧的稳定性，影响膝关节功能，出现跛行、上下台阶疼痛无力等症状。内侧半月板损伤症状亦与膝内髁炎类似。

【取穴】患侧阿是、血海。

【灸法】血海、阿是各直接灸5～7壮。

病例：黄某，女，49岁，2010年1月14日就诊。

双膝关节疼痛8年。2009年8月14日摄片检查报告：双膝关节间隙狭窄，膝关节退行性改变。诊见：双膝关节略变形，膝内侧肿胀，胫骨内髁后缘压痛明显。取穴：血海（双）、阿是（双），各直接灸7壮，针刺膝眼、阴陵泉、足三里，1周针灸1次，共针灸5次，疼痛基本消除，上下楼梯自如。

三、膝关节损伤

膝关节损伤后不管有没有采取手术措施，只要解除石膏固定，建议及早配合针灸，有利于疏通经脉，消除瘀肿，改善循环，提高关节修复能力，减少后遗症。

【取穴】血海、膝眼、阳陵泉、足三里。

【灸法】血海、膝眼、足三里、阳陵泉各温针灸2壮。

病例：梁某，女，54岁，2000年1月3日就诊。

患者5个月前左膝胫骨外侧髁骨折，位置可。骨科治疗后膝关节骨折愈合但一直疼痛，且关节逐渐肿大畸形，屈伸不利，酸痛渐向臀部扩散，行走跛行。取穴：左侧足三里直接灸3壮，内膝眼、外膝眼、血海、阳陵泉各温针灸2壮，针刺环跳、委中，隔3天针灸1次，共针灸6次肿退，疼痛基本消除。

四、膝关节畏寒

在没有关节病理性改变情况下，由于种种原因致使双膝关节感受风寒后，出现膝关节怕冷症状者为数不少，用温针灸可温阳通络，祛除怕冷症状。

【取穴】内膝眼、外膝眼、足三里。

【灸法】内膝眼、外膝眼、足三里各温针灸2壮。

病例：钱某，男，36岁，1991年8月28日就诊。

患者13年前在部队期间过度寒冷，致双膝关节极度怕冷，夜间常被冷醒而需起来搓膝两三次，之后一年四季用护膝保暖。取穴：内膝眼、外膝眼（双）、足三里各温针灸2壮。

1991年9月2日二诊：患者诉灸后就不觉冷。再予膝眼、足三里温针灸2壮愈。

第七节　踝部病症

踝部由许多肌腱包绕，却缺乏肌肉和其他组织，非常容易扭伤和骨折。由于负重量大，也容易遗留后遗症。踝关节是类风湿关节炎、痛风性关节炎较早发病部位，且关节变形相对也早，给行走带来困难。常规对踝关节病症都是保守治疗为主，由于属于身体远端，恢复缓慢。针灸治疗最直接，可作为常规治疗手段。现将临床常见的踝部病症分别介绍如下。

一、踝关节炎

类风湿关节炎造成的踝关节炎常为对称性，痛风性踝关节炎可以单侧发病也可双侧同时发病。其他各种病因所致的踝关节炎多为单侧性，需尽早治疗，防止病症进一步发展。

【取穴】足三里、三阴交、丘墟、太溪、昆仑。

【灸法】上述各穴各直接灸 3 ～ 5 壮。

病例：陈某，男，61 岁，2004 年 5 月 12 日就诊。

本年二月双踝关节肿痛，小腿水肿，不能行走，医院怀疑为心脏病所致，怕危及生命，住院诊治 1 周。经各项排除性检查，诊断为痛风性关节炎。后关节一直红肿疼痛不退，坐轮椅就诊。取穴：太溪（双）、丘墟（双）、昆仑（双）、足三里（双）、三阴交（双），各直接灸 5 壮，隔 3 天治疗 1 次，治疗 10 次，肿痛全部消退。

二、踝关节扭伤

踝关节扭伤一般均伤及踝部外侧副韧带、肌腱、关节囊等组织，同时伴随局部血管破裂而使关节及周围肿胀青紫，影响关节功能。经扭伤的踝部韧带等组织强度下降，很有可能再次损伤。一些患者遗留长期踝关节疼痛的后遗症。

【取穴】丘墟。

【灸法】丘墟直接灸 5 ～ 7 壮或温针灸 2 壮。

病例：林某，男，28 岁，2013 年 8 月 20 日就诊。

右踝关节反复扭伤 3 次，此次扭伤已 1 个月，肿痛始终不退，不能行走。诊见：踝部上下及足背肿胀，需 2 人搀扶就诊。取穴：丘墟直接灸 3 壮，针刺足三里、绝骨、昆仑、太溪、太冲、八风，隔 3 天针灸 1 次，共针灸 3 次，肿痛全消。

三、踝关节骨折后遗症

踝关节扭伤同时一部分人伴有骨折，有的严重创伤骨折后恢复缓慢，会遗留较严重的后遗症，甚至关节变形。骨折病人应该取下固定石膏后就开始配合针灸治疗。

【取穴】患侧三阴交、绝骨、丘墟、昆仑、太溪。

【灸法】三阴交、绝骨、丘墟、昆仑、太溪直接灸3～5壮或温针灸2壮。

病例：丁某，男，23岁，1985年10月15日就诊。

1983年5月患者从3层建筑架上垂直跌下，致右踝关节粉碎性骨折，治疗后关节始终肿胀，踝关节严重变形形如蒜头。2年来，关节疼痛无法着地，以自行车代步，下自行车必须单足跳跃前行。取穴：丘墟、太溪、昆仑各直接灸5壮，三阴交、绝骨、太冲温针灸2壮，1周治疗2次，至1986年2月15日经4个月治疗，踝部肿痛消除，关节形状恢复正常，告愈。

四、足跟痛

足跟痛中老年人居多，除足跟部脂肪垫、骨骺、筋膜、滑囊等组织炎症外，多数伴有跟骨结节部骨刺形成。

【取穴】患侧太溪、阿是穴。

【灸法】太溪直接灸5～7壮，阿是穴直接灸1壮。

病例：潘某，男，62岁，2012年2月20日就诊。

双足跟痛6个月，行走时足跟不能着地。摄片检查：双足跟骨骨刺。取穴：太溪（双）直接灸 3 壮，阿是穴直接灸 1 壮，3 天灸 1 次。共灸 8 次。1 个月后疼痛消失，无复发。

【按语】腰背部病症的临床表现以酸胀疼痛为主症。除某些内脏疾病的反射性反应外，一类是腰背肌肉韧带劳损所致，一般摄片检查脊柱无明显病理现象。即使小关节错位，也属于劳损范畴；另一类是脊柱或椎间盘发生各种病变，致使脊柱形态发生改变，或影响到脊髓和神经根而产生一系列症状；还有更严重的则为脊髓或神经根自发性疾病，会直接出现神经功能损伤症状。一般情况下，腰椎以上的慢性病症，如果没有影响到脊髓和神经根就不会影响到下肢；腰椎以下的各种病症大多数会出现下肢酸痛麻木。对腰背酸胀疼痛和出现相关症状者，首先观察病人姿势和脊柱形态，然后还需循经按压，检查脊柱生理弧度和各种反应起始点。因为很多人的病症常常会超出摄片检查范围，不仔细按压找准患部，会使取穴不准确。在确立发病区域后，可以选穴施灸。胸背段取大椎、身柱、膏肓、至阳、膈俞；胸腰段取肝俞、中枢、三焦俞、肓门；腰骶段取悬枢、命门（40 岁后可灸）、肾俞、腰阳关、十七椎下、关元俞、腰眼等穴。对脊柱压缩性骨折或侧弯或驼背者，除了选患部督脉经腧穴外，往往还选高于患部一椎腧穴和低于患部一椎腧穴，才能纠正脊柱失稳状态和改善该部循环。比如胸下段至腰段脊柱侧弯，需中枢、悬枢、腰阳关三穴同时施灸；遇脊柱结核者，可取患部两侧夹脊穴灸之；出现下肢症状加灸环跳。对单纯性下肢病症，可按案例介绍取穴。

第八章　内、外科疾病

第一节　中风后遗症

临床中将脑出血、脑梗死导致的半身不遂、口眼㖞斜、言语謇涩、大小便失控，甚则昏迷不清及发生的各种脑膜刺激症状均统称中风后遗症。根据发生病变的部位不同，发病范围大小不一，脑髓神经功能受损的程度，中医以中经络、中脏腑区分。不管症状有多大差异性，大多数选择针灸康复。根据临床不同症状选取灸穴。

【取穴】

（1）神志不清，言语謇涩：百会。

（2）口㖞，流口水：患侧翳风。

（3）小便失禁，大便秘结：关元。

（4）行动不稳，共济失调：风池（双）、大椎。

（5）体虚，心肺功能差：膏肓（双）。

（6）血压不稳定：足三里（双）。

（7）上肢瘫痪：患侧肩髃、曲池、阳溪。

（8）下肢瘫痪：患侧环跳、阳陵泉、昆仑、丘墟。

【灸法】所选取的腧穴可直接灸 3 ～ 5 壮。

病例：沈某，男，59 岁，2013 年 5 月 4 日就诊。

2007 年脑出血手术治疗，切除左侧颞部手掌大颅骨。右侧肢体瘫痪伴完全性失语，靠轮椅出门。诊见：精神尚可，哼声较响亮，右上肢屈肘僵硬，右下肢可拖拽移步，时有口水流出。血压：17.3/11.7kPa（130/88mmHg）。取穴：风池（双）、大椎、右侧曲池、环跳、阳陵泉、昆仑各直接灸 3 壮，针刺百会、哑门、右天宗、肩髃、合谷、足三里、丘墟、太冲。1 周针灸 1 次。第三诊时手痉挛减轻，步态较前稳；第八诊能喊出家人名字，手足功能改善。2013 年 8 月 23 日第十五诊能叫自己名字，说出家住的村名，并可早晨 6:00 起床，独自下楼走路锻炼。

【按语】不管脑梗死还是脑出血所引起的种种临床症状，一旦病情稳定均可及时配合针灸治疗，可以尽早解除神志不清、颈项强硬等脑膜刺激症状，消除斜视，吞咽困难，流口水，呕吐，呃逆，小便失禁，大便秘结等功能失调引起的兼症，也有利于瘫痪肢体功能恢复。一般情况下，脑梗死者可在发病后 1 周就开始针灸，脑出血者也可在发病后 15 天开始针灸治疗。住院病人可及早会诊。中风半身不遂、失语等后遗症患者，在康复治疗中，针刺与艾灸结合效果会更好些，可选百会、风池、大椎，患侧肩髃、曲池、环跳、足三里、阳陵泉、昆仑等穴施灸增强疗效。在日常治疗中，控制血压是关键，持续血压高者很有可能再次复发。

第二节　高血压脑病

高血压脑病是以血压高于正常，导致脑血供相对不足，以脑部症状为主的综合征。早期表现为头痛、头晕、耳鸣、眼花、心悸、失眠及手指麻木等症状；后期出现心、脑、肾病变。主要是周围动脉阻力与心排量之间平衡失调。

【取穴】百会、风池（双）、石门、足三里（双）、三阴交（双）。

【灸法】百会、风池各直接灸3壮，石门、足三里、三阴交各直接灸5～7壮。

病例：石某，男，70岁，1990年6月6日就诊。

主诉：1988年11月发高热5天5夜，热退后开始言语不利，走路不稳，小便次数增多，日夜数十次，没有定数，连吃饭中途也得停下去小便，稍慢即自遗。四肢功能正常，但需持拐杖行走，否则行路似醉酒。舌体左侧偏斜，言语謇涩，苔白腻，脉沉滑，血压25.1/15.2kPa（188/114mmHg）。取穴：百会、风池各直接灸3壮，石门、足三里、三阴交各直接灸7壮。

1990年6月7日二诊诉：昨晚睡得很香，晚间小便只有1

次，今就诊时除去拐杖行走。血压：24.8/12.3kPa（186/92mmHg）。取穴：百会、风池各直接灸3壮，石门、足三里、三阴交各直接灸5壮。

1990年6月8日三诊：诸症减轻，血压20.5/12.3kPa（154/92mmHg）。取穴：足三里、三阴交各直接灸5壮。嘱坚持按时服用降压药。

第三节　肺部疾病

肺部慢性迁延性疾病有老年慢性支气管炎、哮喘、肺心病、肺结核、间质性肺炎、肺气肿、支气管扩张等。通过灸治可以一定程度上改善肺功能，控制疾病进一步发展。灸治中除了选取主穴，还应根据症状选配相应配穴。

【取穴】主穴：肺俞、膏肓。配穴：①咳嗽明显，定喘、灵台；②气虚气短，膻中、气海；③血虚无力，膈俞；④长期低热，大椎；⑤痰多痰浓，丰隆；⑥喉中哮鸣及长期干咳，天突；⑦纳食不振，中脘、足三里；⑧虚肿，三阴交。

【灸法】主穴和配穴均可各直接灸5～7壮。

病例：张某，女，36岁，1991年6月10日就诊。

自幼支气管哮喘，多方治疗有所改善。自23岁产后复发以来，一直得不到控制，已做埋线、埋兔脑、割治、中西药等各种治疗，仍需每日用镇静方加激素维持生活。诊见气短乏力，喉中哮鸣。取穴：膏肓（双）、灵台各直接灸 7 壮，针刺太渊、太白。

1991 年 7 月 10 日二诊：灸瘢化脓期间，哮喘明显减轻，唯纳食较差，现灸瘢已愈合。取穴：膏肓（双）、灵台各直接灸 7 壮，针刺太渊、太白。

1991 年 8 月 16 日三诊：症状控制后无发作，身体开始好转。取穴：膏肓（双）、灵台、中脘、气海各直接灸 7 壮。告愈。

第四节　心脏疾病

心脏疾病有器质性病变和功能性病症。器质性疾病症状严重，如心肌病、心瓣膜病变、先天性心脏病、肺心病、冠心病等，均使搏血功能下降。血液循环障碍，久而久之常出现缺氧症状和下肢水肿，危及身心健康，甚至有生命危险。功能性心脏病常表现心悸、失眠、头痛、头晕和心脏节律改变等一系列不适症状。通过临床治疗的病例中观察到针灸可以加强心脏功能，促进循环而消除一些症状。

【取穴】膏肓（双）、身柱、足三里、三阴交。

【灸法】膏肓、身柱、足三里、三阴交各直接灸 5～7 壮。

病例：秦某，女，20岁，1989年4月1日就诊。

患者15岁时关节肿痛，诊断为风湿性关节炎。1988年12月起咳嗽气急不能治愈，经大小多家医院检查治疗，诊断为风湿性心脏病。由于病症严重，1989年3月20日住县人民医院治疗，听人介绍针灸治疗后，从医院偷跑出来就诊。诊见：双颧绀红，唇紫，气短不连续，行走缓慢，需人扶助上楼梯，咳嗽，心悸，形寒肢冷，心房颤动，吹风音极严重，舌暗，苔白，脉沉细无力。检查报告：二尖瓣、三尖瓣均狭窄。劝患者在医院附近租房子进行针灸治疗。取穴：大椎、膏肓（双）、膈俞（双）、身柱各直接灸7壮，针刺太渊、内关、足三里、三阴交、太白，1周针灸2次，有时灸治穴轮番更换，治疗1年体质强壮，诸症状消失。24岁出嫁，第2年生一男孩。

第五节　肝脏疾病

肝脏疾病指长期肝功能指标异常和有慢性肝炎史。临床表现消化不良，大便不成形，次数多，四肢软弱无力，面色无华者可结合针灸调理。

【取穴】主穴：肝俞（双）、章门（双）、中脘、气海。配穴：

①腹胀或腹水，水分；②腹泻，天枢；③足酸足肿，足三里、三阴交。

【灸法】肝俞（双）、章门（双）、中脘、气海、足三里、三阴交各直接灸 5 ~ 7 壮。

病例：谢某，男，49 岁，2012 年 9 月 10 日就诊。

慢性肝炎 10 年，去年就 3 次住院治疗。乙肝表面抗原、e 抗原持续强阳性，其他肝功能指标波动较大。近两年常以干扰素治疗，不良反应很大。现体检有冠心病、高血压、甲状腺结节、前列腺钙化、全身过敏性皮炎、会阴部湿疹。经常小便频数，有时失控，大便软，每日 2 次，双足水肿，面色黧黑，唇鲜红，舌质红，苔腻而干，脉弦紧，血压 17.3/13.3kPa（130/100mmHg）。取穴：膏肓（双）、肝俞（双）、章门（双）、中脘、关元、足三里（双）、三阴交（双）各直接灸 5 壮。

2013 年 4 月 10 日复诊：上次灸后人觉舒服，停用干扰素。取穴：膏肓（双）、肝俞（双）、章门（双）、肾俞（双）、中脘、关元、足三里（双）各直接灸 7 壮。

2013 年 6 月 22 日三诊：除乙肝抗原偏高外，其他肝功能指标均已在正常范围。取穴：大椎、膏肓（双）、肝俞（双）、膈俞（双）、肾俞（双）、章门（双）、关元、足三里（双）、三阴交（双）各直接灸 5 壮。

2013 年 7 月 28 日四诊：皮肤过敏，大腿内侧湿疹均好转，肝功能指标正常，取穴同上，灸法同上。

2013 年 10 月 5 日五诊：除有尿频尿急外，其他症状均消除，体检肝功能及其他指标均在正常范围，取穴同前，灸法同前。

第六节　胆囊疾病

长期慢性胆囊炎，胆壁及胆管毛糙，会引起腹部胀痛和消化不良，有可能导致胆结石形成。

【取穴】至阳、胆俞（双）、章门（双）、上脘、阳陵泉（双）。

【灸法】至阳、胆俞、章门、上脘、阳陵泉各直接灸3～5壮。

病例：丁某，男，37 岁，1998 年 3 月 30 日就诊。

1997 年 3 月无明显诱因而发生恶心、呕吐，1 周后开始一直腹胀痛，大便次数增多，每日三四次，且有白色黏液，里急后重感，伴心悸、背胀、嗳气，放屁后症略减，形寒腰酸无力，苔厚腻，脉细弱。B 超检查：胆囊毛糙。取穴：至阳、胆俞（双）、上脘各直接灸 5 壮，针刺阳陵泉。

1998 年 4 月 5 日二诊：针灸后腹痛缓解，大便每日 1 次。取穴：至阳、胆俞（双）、章门（双）、上脘各直接灸 5 壮，针刺天枢、气海、阳陵泉。

1998 年 4 月 15 日三诊：诸症疾病消除。取穴：至阳、胆俞（双）、章门（双）、上脘各直接灸 3 壮巩固治疗。

第七节　慢性胰腺炎

在腹痛发作时检查血和尿，出现淀粉酶增高，可诊断为胰腺炎。在无症状期或有症状轻重不等的腹痛，呕吐和相关症状发作，同时均有淀粉酶升高，数年不愈，则定为慢性胰腺炎，是一种迁延难愈的病症。通过针灸治疗竟收到良好效果。

【取穴】至阳、胰俞（双）、胆俞、上脘、巨阙。

【灸法】至阳、胰俞、胆俞、上脘、巨阙各直接灸 3～5 壮。

病例：裴某，男，55 岁，2015 年 8 月 20 日就诊。

平时嗜酒，经常腹痛，于 2015 年 5 月去上海诊治，诊为胰管狭窄，装一胰管支架，但一直淀粉酶高，腹痛仍然发作，又于 2012 年 10 月做胆囊微创切除术，并戒酒，但腹痛依然发作。今年来腹痛加剧，几乎每日或轻或重发作，伴腰背酸胀，严重时彻夜钻痛。定期检测血、尿淀粉酶均有升高。8 月 10 日化验：肌酸激酶：1880U/L（24～170），尿淀粉酶 1063U/L

（0～1000），嗜酸性细胞0.153（0.5～5）。取穴：至阳、胰俞（双）、胆俞（双）、章门（双）、膏肓（双）、上脘、巨阙各直接灸5壮，针刺内关、梁门、足三里，1周针灸1次。

自针灸开始，腹痛背胀间隔时间逐渐延长，化验示酶下降，诸症慢慢消除，至2015年11月20日共针灸16次，腹痛背胀已不发作。2016年1月2日电话随访，一切正常。

第八节 脾脏疾病

脾结核和种种病因的脾亢，在未达到手术要求时或不适宜手术治疗者，亦可采用灸法治疗控制病症的发展。

【取穴】痞根（双）、章门（双）、脾俞（双）。

【灸法】痞根、章门、脾俞各直接灸7壮。

第九节 肾脏疾病

肾主宰排泄代谢产物及调节水、电解质和酸碱平衡，维持机体内环境稳定。除肾系急性病变外，慢性肾病是一个漫长过程。在疾病发展阶段，如果重视自身相关症状，多做尿常规检测，并积极配合治疗，许多人可能会有效地控制疾病的发展。其中针灸也是诊疗方法之一。

【取穴】主穴：肾俞（双）、章门（双）、气海、三阴交（双）。配穴：①高血压，曲池（双）、足三里（双）；②贫血，膏肓、膈俞；③水肿，水分、命门；④纳差，建里、脾俞。

【灸法】选用的主穴和配穴各直接灸7壮。

病例：张某，女，49岁，1992年6月27日就诊。

患者患慢性肾炎4年，全身水肿，腰痛肿胀，小便短少，腹胀，全身无力，面萎黄，舌淡苔白，脉沉细无力。血压：26.5/13.3kPa（198/100mmHg）。取穴：膏肓（双）、肾俞（双）、章门（双）、命门、水分、气海、足三里（双）、三阴交（双）。

1992年8月10日第十诊：全身水肿消退。尿常规：尿蛋白（＋），白细胞少量。血压：20/12kPa（150/90mmHg），取穴同前，针灸同前。

1992年10月15日：尿常规化验：白细胞少量，无蛋白及管型，取穴同前，针灸同前。嘱定期复查及巩固治疗。

第十节　胃部疾病

胃部疾病除肿瘤外，大致可分为浅表性胃炎、萎缩性胃炎、糜烂性胃炎、胃溃疡、胃下垂等类别，取穴略有不同。

一、胃溃疡

虽然胃溃疡可以针对性治愈，但多发性胃溃疡就比较困难，而且很容易复发。针灸可以减轻症状，帮助溃疡愈合。

【取穴】章门（双）、胃俞、上脘、下脘。

【灸法】章门、胃俞、上脘、下脘各直接灸 5 ～ 7 壮。

病例：俞某，男，46 岁，2000 年 12 月 21 日就诊。

患者以往经常腹痛，于 1989 年胃镜报告：胃溃疡面 0.3cm×0.3cm。经治疗后一直无明显发作，15 天前服泰诺片诱发腹痛，夜间加剧不能入睡（从午夜 24:00 痛到天亮），白天隐痛，便溏（腹痛后总想排便），放屁后痛觉减轻，每日上厕所至少 10 次。昨日（12 月 20 日）再做胃镜检查报告：多发性溃疡，幽门螺杆菌（+++），有胆汁反流。舌质偏红，苔薄黄而干，脉弦。取穴：章门（双）、上脘、下脘、天枢（双）、气海各直接灸 5 壮，针刺足三里、三阴交。

2000 年 12 月 24 日二诊：夜间腹痛缓解，大便每日 2 次。取穴：章门（双）、上脘、下脘、天枢（双）、气海、胃俞（双）各直接灸 5 壮，针刺足三里、三阴交。

2000 年 12 月 26 日三诊：腹痛减轻，准备按疗程治疗幽门螺杆菌，取穴同上，针灸法同上，属显效。

二、浅表性胃炎

浅表性胃炎为临床常见病症，胃炎较重则伴有糜烂，不但存在胃部诸多不适，而且困扰患者饮食质量，造成消化不良，影响营养吸收。通过针灸可以缓解症状，改善功能。

【取穴】上脘、下脘、足三里（双）。

【灸法】上脘、下脘、足三里各直接灸3～5壮或温针灸2壮。

病例：祝某，男，27岁，1997年11月27日就诊。

胃痛、胃胀，经胃镜检查：胃体黏膜充血，轻度水肿，胃角边缘光滑，色伴红白相间，以红为主，幽门圆整，开放自然，反流液不多，十二指肠球部整个球部点状充血和散在出血点。取穴：上脘、下脘、章门（双）、足三里（双）各直接灸5壮，针刺手三里、三阴交，1周针灸2次，症状逐渐缓解，先后共针灸16次，胃痛腹胀基本消除。

1998年3月11日胃镜复查报告：胃底大致正常，胃体有散在性胆汁附着，胃角边缘光滑，蠕动好，胃窦部后壁道伴红白相间，呈花斑状，以红为主，其余色泽正常，黄色泡沫状胆汁反流液多。属于基本治愈。

三、萎缩性胃炎

萎缩性胃炎是慢性胃炎过程中出现胃黏膜萎缩，伴纤维组织增生，黏膜肌增厚的发展阶段，严重者胃黏膜变薄并肠化生。胃壁细胞异型增生和腺体结构紊乱，使胃功能明显下降，并有可能恶性转化，必须重视，积极治疗。

【取穴】建里、梁门（双）、气海。

【灸法】建里、梁门、气海各直接灸 5～7 壮。

病例：陈某，女，65 岁，1988 年 8 月 26 日就诊。

反复频繁呕吐清水 4 个月，伴胸闷，精神不佳，经胃镜检查诊断为慢性萎缩性胃炎。现症：4 个月以来一直吃流质，稍干即吐，形消瘦，面色萎黄，二便正常。伴腰背酸胀痛。舌尖红，苔白，脉弦滑。触摸腹壁较紧，有轻度腹胀现象。自己认为是癌症，思想顾虑很大。取穴：梁门（双）、建里、气海各直接灸 5 壮，针刺内关、足三里、太白，隔天针灸 1 次。

1988 年 9 月 20 日四诊：经 3 次针灸后，可以吃半流质，亦不呕吐。取穴：膏肓（双）、梁门（双）、建里、气海各直接灸 7 壮，给予贴灸疮膏化脓，1 个月后复诊。

1988 年 10 月 25 日复诊：诸症基本消除，体重增加 1.5kg，取上穴各直接灸 7 壮巩固治疗，继贴灸疮膏化脓 1 个月。

四、胃下垂

由于消瘦体弱和胸腹肌肉松弛，使胃的位置下降，造成胃下垂。中医认为中气不足，升举无力造成。因此，增强体重是关键。

【取穴】膏肓（双）、中脘、气海、足三里（双）。

【灸法】膏肓、中脘、气海、足三里各直接灸7壮。

病例：杨某，男，31岁，1992年11月14日就诊。

患者面黄肌瘦，纳差，腹胀便溏，大便每日3次已10年，胃镜报告：胃下垂10cm，舌淡红，根部苔腻，脉细弱。取穴：膏肓（双）、中脘、气海各直接灸7壮，针刺滑肉门、天枢、足三里，配生白术400g，嘱与猪肚1只炖煮，服猪肚，白术晒干磨粉吞服，1个月后复诊，面色转红，无便溏现象，体重已增加2.5kg。

第十一节　泄　泻

急、慢性泄泻的疾病主要有：急慢性肠炎、功能性消化不良、肠易激综合征、溃疡性结肠炎、结核性肠炎、细菌性痢疾、阿米巴痢疾、克罗恩病等，虽然发病原因不同，发病部位不一，但症状却相当一致，因此灸治取穴基本相同。

【取穴】天枢（双）、气海、神阙。

【灸法】天枢、气海各直接灸7壮，神阙隔姜灸5～10壮。

病例一：王某，男，58岁，1993年1月20日就诊。

1992年4月起泻黏液赤白便，每日十几次，门诊治疗乏效。于1992年5月15日住县人民医院多种药物综合治疗，仍不能控制，怀疑直肠癌，予肠镜检查报告：进镜至外结肠，见外结肠肝曲，横结肠脾曲，降结肠、乙状结肠黏膜均斑块充血，血管纹理欠清，且有黏液斑。直肠黏膜充血，被检段未见赘生物及溃疡。肛门正常，无内外痔。大便常规示：棕色，略粘，黏液（＋），RBC（＋），隐血（＋）血液少数，脓球无，脂肪滴无，阿米巴无，虫卵未找到。诊断为：慢性结肠炎。予灌肠治疗10天，腹泻有所改善，但常复发。取穴：天枢（双）、气海、建里各直接灸7壮，针刺内关、足三里。

1993年1月29日二诊：经上次针灸后，大便一直正常，唯昨晚又腹痛，取穴：天枢（双）、气海各直接灸7壮，神阙隔姜灸9壮，针刺手三里、足三里，属临床治愈。

病例二：梅某，女，53岁，1989年3月15日就诊。

1986年春季割小麦时节，自觉过度劳累开始腹泻，一直泻到如今。多则每日20多次。当地医院只能给止泻药服用，无法化验大便。予大便检查，报告示：黏血便，阿米巴滋养体多量可见（活动型），舌暗，少苔，脉沉迟。取穴：中脘、气海、天枢、足三里均针刺加温针灸 2 壮（考虑到活动期，没有给予直接灸）。

3 月 16 日二诊：针灸后腹泻次数略减少，但腹痛厉害，伴纳差。取穴：气海直接灸 7 壮，针刺中脘、天枢、足三里。

3 月 17 日三诊：腹痛有减轻，腹泻无变化。取穴：中脘、气海、天枢（双）各直接灸 7 壮，针刺足三里、三阴交。

3 月 18 日四诊：腹痛停止，腹泻亦止。取穴：中脘、气海、天枢（双）各直接灸 7 壮，针刺足三里、三阴交。

3 月 19 日五诊：腹痛腹泻均完全停止，昨天昼夜均无大便，予大便复查报告：黄色，无滋养体，白细胞少量。取穴：中脘、气海、天枢（双）各直接灸 7 壮，针刺足三里、三阴交，嘱回家贴灸疮膏，让灸瘢化脓 1 个月，痊愈。

【按语】脏腑疾病的发病过程存在着很大的隐匿性，而且发病各个阶段症状各有不同。许多脏腑疾病相互有牵涉影响，如肝病引起一系列消化系统症状，常常以肠胃病方案治疗；肾病引起高血压、水肿，消除较为困难；糖尿病引起脱疽防治问题严峻；慢阻肺常发展为肺源性心脏病危及生命。除了脏腑疾病急性发作时对症处理，大多数脏腑疾病存在慢性演变过程，而脏腑疾病所表现的疼痛和种种不适常比较难以消除。从针灸对各脏腑病症的治疗观察，针灸可以抑制脏腑疾病引起的疼痛和不适感，对水肿、瘀血消退明显。能制止恶心、呕吐、腹泻等损伤正气的不良现象，也就是说针灸对扶正祛邪，补气血，通经络，祛瘀生新，补益脏腑功能起到相应作用，能消除脏腑的许多病理症状。因此，针灸可以治疗各种脏腑的慢性病症。常灸膏肓、章门、中脘、气海、关元、足三里、三阴交，再加灸脏腑的俞募穴，是针灸治疗内科疾病基本的选择。

第十二节　血液相关疾病

血液相关疾病较多，但均较难治，只能将临床治疗中取得较为满意疗效的病症，将其选穴和治疗过程予以简介，以便举一反三。

一、贫血

贫血是指单位容积内血红蛋白（Hb）量、红细胞数及血细胞比容低于正常参考值而言，因其病因极其复杂，在祛除病因的同时，提高血细胞相关指标，才算贫血得以纠正。有研究表明，灸治作用如下：①可以加强骨髓造血功能。一方面能对抗骨髓抑制，促进血细胞释放；另一方面作用于髓外造血组织，依赖胸腺及周围淋巴结等，脾亦可恢复造血。②能改善免疫功能，调整脏腑功能，促进机体新陈代谢，增加白细胞、红细胞数量和吞噬细胞功能，吞噬细菌、病毒、药物等致病源，减少抗原－抗体反应、免疫复合物沉积及激活补体，保护毛细血管和细小血管壁，缓解其周围产生炎症，阻止血管壁通透性增高。为此，对于各种贫血，在针对性治疗的基础上，是否可以加入灸治方法，值得深入研究和参考。

注：相关研究内容摘自《中国灸法学现代研究》。

【取穴】大椎、至阳、命门、膈俞（双）、膏肓（双）、肝俞（双）、肾俞（双）、章门（双）、中脘、关元。

【灸法】以上诸穴可选择性直接灸 3 ～ 5 壮或艾条温和灸 10 ～ 15 分钟。

病例：刘某，女，28 岁，2013 年 3 月 26 日就诊。

患者血红蛋白、红细胞、白细胞、血小板、血糖均一直低于正常值，婚后反复检查，血红蛋白低于 90g/L，特别是血小板有几次竟测不出来。月经常延迟 1 周以上，量少而淡。结婚 1 年不敢怀孕。上月 20 日来月经，本月还未来潮。取穴：大椎、膏肓（双）、膈俞（双）、至阳、肝俞（双）、肾俞（双）、章门（双）各直接灸 3 壮。

2013 年 4 月 3 日二诊告知：上次灸后第 2 天来月经，量中等。取穴：膏肓（双）、至阳、膈俞（双）、肾俞（双）、章门（双）各直接灸 3 壮。

2013 年 5 月 15 日三诊：4 月 30 日月经来潮，量中等。身体状况较前好转。血常规报告：白细胞 3.4×10^9/L，红细胞 3.8×10^{12}/L，血红蛋白 98g/L，血小板 7.6×10^9/L。取穴：大椎、至阳、膏肓（双）、膈俞（双）、肝俞（双）、章门（双）各直接灸 7 壮，灸后给予贴灸疮膏化脓 1 个月。

2014 年 6 月生一女儿。之后血常规指标基本上正常范围。

二、血小板减少症

从临床对单纯性血小板减少的病例分析，主要问题还是与肝、脾和免疫功能异常有关，并且有部分病人存在胃肠道过敏性病症。遇有一名患者曾得肺结核后得此病症，因此需注重筛查病因，以利于祛除相关致病因素，达到纠正血小板下降之目的。针灸在治疗血小板减少症中取得了较好效果，对临床中的收获，有待进一步总结和研究。

【取穴】大椎、身柱、至阳、膏肓（双）、膈俞（双）、肝俞（双）、痞根（双）、中脘、气海、曲池（双）、足三里（双）、血海（双）。

【灸法】以上诸穴按病情选取后各直接灸 5 ～ 7 壮。

病例：石某，女，40 岁，2010 年 1 月 30 日就诊。

12 年前（1998 年）婚检时查出慢性乙型肝炎，之后常出现皮下出血，经检查为血小板下降，最低时仅为（1 ～ 3 ）$\times10^9$/L。

181

2009 年住院治疗准备切脾，检查结果不符切脾条件。之后常整月牙龈出血，四肢皮下出血致使循环障碍，双腿越来越肿大。现症：双膝以下小腿肿得同大腿一样粗，且整个小腿布满大小不等紫块，双手臂略肿，亦有多处紫癜，四肢皮肤黧黑。血常规检查：各项指标基本正常范围，唯血小板 2×10^9/L。B 超显示：脾略肿大。取穴：大椎、膏肓（双）、膈俞（双）、肝俞（双）、足三里（双）各直接灸 7 壮，针刺内关、血海、三阴交、合谷、太冲。

2010 年 2 月 9 日二诊：双足皮下出血明显减少，但仍有肿胀且四肢麻木，有时一过性头晕。取穴：大椎、膏肓（双）、膈俞（双）、肝俞（双）、至阳、痞根（双）、曲池（双）、血海（双）、足三里（双）各直接灸 7 壮，给予贴灸疮膏，针刺内关、三阴交、合谷、太冲。

2010 年 3 月 27 日三诊：四肢肿胀明显退去，很少再皮下出血，肤色接近正常。取穴：身柱、至阳、悬枢、膏肓（双）、痞根（双）、血海（双）、足三里（双）各直接灸 7 壮，并贴灸疮膏，针刺中脘、天枢、内关、三阴交。

2010 年 4 月 5 日四诊：双下肢肿胀基本消除，牙龈亦不出血，全身皮下紫癜极少。取穴：大椎、膈俞（双）、章门（双）、曲池（双）、足三里（双）各直接灸 7 壮，并贴灸疮膏，针刺血海、三阴交、合谷、太冲。

2010 年 12 月 30 日再诊告知已正常上班 6 个月，坚持每月化验血常规 1 次，其中有 1 次血小板略低于正常外，其余均正常。手足肿退净后没有再出现皮下出血和牙龈出血，四肢皮色完全正常。取穴：身柱、至阳、痞根（双）、肝俞、血海各直接灸 7 壮，并贴灸疮膏巩固治疗。属临床治愈。

第十三节　甲状腺肿

甲状腺肿是指良性甲状腺上皮细胞过度增生而形成甲状腺肿大，分类比较复杂。在 20 世纪 60—80 年代时期的流行病调查中，农村地方性甲状腺肿大较为突出；沿海则因甲状腺功能亢进引起甲状腺肿大较为多见。另外，甲状腺炎、甲状腺内血管破裂等原因也引起甲状腺肿大。从功能上分类，甲状腺肿大有着甲状腺功能低下和甲状腺功能亢进两大截然相反的病因所致。但是究其根本病因，除了遗传因素外，其实质问题均与内分泌系统的免疫功能低下相关。因此，提高免疫水平是治疗甲状腺肿的关键。通过大量临床证实，针灸对提高免疫水平，改变甲状腺功能起到很好作用。因而可使甲状腺肿得到抑制并消退。特别是甲状腺功能亢进阶段，作用尤为明显。

【取穴】翳风（双）、膏肓（双）、曲池（双）、足三里（双）。

【灸法】翳风、膏肓、曲池、足三里各直接灸 7 壮。

病例一：张某，女，52 岁，2010 年 8 月 27 日就诊。

甲状腺弥漫肿大 3 年，伴心慌，全身不适，乏力，喉中阻塞，吞咽不利，不思饮食，睡眠差，进行性消瘦，鼻塞气急。B 超显示：双侧甲状腺弥漫性肿大各约 40mm 大小，血供丰富。血检报告：抗甲状腺过氧化酶抗体 >1000（正常 0 ～ 12），心率 60 次 / 分，颈部血管无杂音。诊断：慢性淋巴细胞性甲状腺炎（桥本甲状腺炎）。取穴：膏肓（双）、翳风（双）各直接灸 7 壮，针刺气瘿（肿大甲状腺正中部位）、曲池、内关、合谷、中脘、气海、足三里、三阴交。

2010 年 9 月 10 日二诊：自觉颈部肿大缩小，吞咽较前顺畅。取穴：膏肓（双）、翳风（双）、曲池（双）各直接灸 7 壮，并贴灸疮膏，针刺气瘿、百会、内关、足三里、三阴交、中脘。

2010 年 9 月 28 日四诊：昨日化验：FT_3 36.97nmol/L，直接胆红素 8.2μmol/L，白细胞 3.85×10^9/L，RBC 3.29×10^{12}/L，嗜酸性粒细胞 0.073，血小板 145×10^9/L。症状明显减轻，甲状腺明显缩小。取穴：膏肓（双）、足三里（双）各直接灸 7 壮，并贴灸疮膏，针刺气瘿、百会、曲池、足三里、三阴交。

2011 年 1 月 13 日五诊：B 超复查：甲状腺切面大小右侧 25mm×24mm，左侧 28mm×21mm，岬部约厚 5mm，血流峰值 0.7DM，阻力指数 0.65。取穴：翳风（双）、膏肓（双）、曲池（双）、足三里（双）各直接灸 7 壮，并贴灸疮膏。针刺气瘿、百会、大椎、合谷、太冲。为显效。

病例二：徐某，女，23 岁，1997 年 9 月 8 日就诊。

患甲状腺亢进 2 年余，一直服用抗甲状腺药物未能控制。现症状：双侧颈部甲状腺肿大，右侧结节 2 个，每个结节蛋黄大小，质中等，伴心烦，面赤，多汗，纳旺盛，双手颤抖，双眼略突出，心杂音二级，心率 126 次 / 分。化验：T_3 347 nmol/L，T_4 318.6nmol/L，rT_3 87.1，TSH0.21mU/L。取穴：膏肓（双）各直接灸 7 壮，针刺百会、气瘿、曲池、内关、足三里、复溜隔天针灸 1 次。

1997 年 9 月 19 日五诊：针灸后症状明显控制，面赤消退，心率 90 次 / 分。取穴：膏肓（双）、翳风（双）各直接灸 7 壮，针刺百会、气瘿、曲池、内关、足三里、复溜。嘱开始 1 周后复诊。

1997 年 9 月 30 日复诊：甲状腺明显缩小，左侧已摸不到，自觉不适症状都消失。取穴：膏肓（双）、足三里（双）各直接灸 7 壮，针刺同前。

1997 年 10 月 7 日七诊：拿来化验复查报告：T_3 1.9 nmol/L，T_4 129.8 nmol/L 均到正常范围。取穴：膏肓（双）、曲池（双）、足三里（双）各直接灸 7 壮，针刺同前。属临床治愈。

【按语】农村的地方性甲状腺肿大（简称地甲病）是由于山区缺碘引起。20 世纪 70 年代地甲病发生率很高。我们对地甲病防治用了很多方法，先是以海藻、昆布等含碘高的中药服用，可是治疗过程缓慢，再予每天给患者的脖子涂一次碘酊，有效果但不彻底，之后自己配制稀释碘液局部注射，取得很好效果。20世纪80年代全国开展地甲病防治，防疫站开始大普查后发放碘丸胶囊，进行碘化油肌内注射，最后应用加碘盐，终于使地甲病得到控制。但在治疗地甲病过程中，也迎来了甲状腺的其他种种病症，而这些病却不能用碘治疗，从而采用针灸治疗。在对这些甲状腺疾病的治疗过程中观察到，针灸可以使肿大的甲状腺逐步缩小，甚至消散，尤其是甲状腺的血管破裂引起的肿大和慢性淋巴细胞性甲状腺炎引起的甲状腺肿消退明显。对甲状腺亢进所致的心律紊乱、血象改变、消化旺盛、脾气暴躁、怕热汗出、月经量少或闭经、全身无力、甚至甲状腺危象出现，针灸后得到明显改善并且有可能完全得到纠正。甲状腺疾病也为免疫性内分泌紊乱疾病，除部分甲状腺功能亢进病人只表现功能改变外，大多数病人有甲状腺明显肿大，在针刺治疗时加灸翳风可以缩小甲肿，加灸膏肓可以提高免疫力。

第十四节　雷诺现象

雷诺现象表现为受寒冷或精神紧张刺激后，反复出现间歇性肢端（手指为主）的对称性发白、发紫、发红，并感觉异常和疼痛等一组病理现象。目前认为一是血管神经功能紊乱引起肢端小动脉异常痉挛；二是血管内皮细胞功能异常。但确切病理机制尚不清楚。本人从另一角度观察，许多心肺疾病会使手指变白变紫。像心内膜炎病人首先手指发白，慢性肺心病有杵状指。虽然少有雷诺现象与心肺疾病相关性的研究和报道，但从治疗上能否考虑用加强心肺功能，改善循环入手来作为治疗思路，有待于探讨。

【取穴】大椎、膏肓（双）、曲池（双）、足三里（双）、八邪（双）、八风（双）。

【灸法】大椎、膏肓、曲池、足三里各直接灸7壮，八邪、八风各温针灸2壮。

病例：徐某，女，43岁，2014年6月2日就诊。

患者遇冷双手指发白、发紫三四年，去年症状加重，伴头晕，胸闷。服血脉通片后症状略减轻。今年2月7日检查，颈椎摄片报告：颈椎退行性改变，$C_{4\sim5}$椎间盘向后方突出，$C_{3\sim4}$、$C_{5\sim6}$、$C_{6\sim7}$椎间盘膨出。彩超示：基地动脉血流偏慢；心血管造影无明显病理征；动态心电图示：偶发房性期前收缩（早搏）；血液检查：血小板186×10^9/L，嗜酸性粒细胞0.007，低密度脂蛋白0.43mmol/L。取穴：大椎、膏肓（双）各直接灸5壮，曲池、八邪、足三里各温针灸2壮。

2014年6月3日二诊诉：手指冷，项背酸胀，胸闷需深呼吸。取穴：大椎、风池（双）、膏肓（双）、肝俞（双）、曲池（双）各直接灸 3 壮，八邪、足三里各温针灸 2 壮。

2014 年 6 月 9 日三诊：症状略有缓解。取穴：大椎、风池（双）、膏肓（双）、曲池（双）各直接灸 5 壮，八邪、足三里各温针灸 2 壮。

2014 年 6 月 15 日四诊：项背酸胀，胸闷缓解，手指发紫时有发作，已有减轻。取穴：大椎、膏肓（双）、曲池（双）各直接灸 5 壮，八邪、足三里各温针灸 2 壮。属临床显效。

第十五节　类风湿关节炎

类风湿关节炎是慢性进行性自身免疫疾病，以对称性关节滑膜炎发展为对称性破坏性的关节病变为主要特征。早期出现游走性关节肿痛，功能障碍，晚期常使关节僵硬畸形，功能丧失，导致残疾。此病女性发病率高，一经得病，难以逆转。自20 世纪 80 年代罗诗荣主任医师介绍铺灸以来，大大提高了针灸效果。当时规定三伏天一次性单纯铺灸 2～3 壮，令督脉经大量发疱，之后刺破放水。由于火力太大，灸后疱多，灸瘢愈合时间长，愈后瘢痕明显，一部分病人难以接受。因此，经临床多年应用和改良，现铺灸时间不限季节，随时进行施灸，灸后尽量不予起疱，这样可以 1 周或 15 天重复铺灸，再结合直接灸和其他灸法，取得很好效果。由于类风湿关节炎涉及全身关节，治疗时间和次数一般不按疗程计算，大多数人需要针灸6个月以上，而且治疗结果除临床症状消除情况还需检查血细胞沉降率、类风湿因子等相关指标降到正常水平，这样才能减少复发率。

【取穴】督脉、大椎、膏肓（双）；上肢：肩髃、曲池、中泉、阳溪、指关节间赤白肉际；下肢：血海、阳陵泉、足三里、曲泉、太溪、丘墟。

【灸法】督脉蒜泥铺灸1壮，大椎、膏肓和上下肢选取的腧穴各直接灸5～7壮，指关节间赤白肉际直接灸1壮。

病例：陈某，女，52岁，2011年1月31日就诊。

患类风湿关节炎6年，1个月前肺癌手术治疗并化疗。现症状：双手晨僵，指关节及指掌关节肿痛，右侧肩内侧痛，足跟隐痛，不能久站久走。取穴：督脉隔蒜泥铺灸1壮，大椎、膏肓（双）、曲池（双）、右肩内陵各直接灸3壮，合谷、太冲、足三里、太溪各温针灸2壮，1周针灸1次，督脉隔蒜泥铺灸15天一次，先后共针灸4个月，复查各项相关指标均正常，无关节肿痛发作。

2014年5月追访，一直体健。

【按语】类风湿关节炎是很顽固的疾病之一。病人呈对称性四肢关节肿大疼痛，甚至变形僵硬，致残致瘫。化验类风湿因子、血细胞沉降率常持续性增高，致使免疫功能低下，人消瘦羸弱。从目前治疗类风湿关节炎状况观察，督脉经隔蒜铺灸对控制全身性炎症力大，效果最强，再选取病变关节相关主穴化脓灸和选取关节肿痛部位温和灸相结合等以灸法为主的治疗方法效果确切。病人需坚持治疗 6 个月以上，必须将类风湿因子和血细胞沉降率控制到正常值范围，有望治愈。在治疗过程中观察到只要关节没有肌肉萎缩僵硬，炎症期的肿胀和变形，通过针灸治疗的逐步好转，肿胀消退，关节功能得到改善，关节形状亦可恢复正常。对类风湿关节炎病人常灸膏肓，可以增强体质。

第十六节　强直性脊柱炎

强直性脊柱炎好发于青年男性，该病能导致颈椎到腰尾整条脊柱病变，使人驼背，颈椎及相关脊柱僵硬。而且侵犯骶髂关节，股骨头，致残率高。一些人伴随胃肠道病症，导致人体消瘦，免疫功能低下，随着病情发展，还会影响心肺功能。本病属自身免疫疾病，有遗传倾向。从临床发病表现观察，发病初期出现关节疼痛，尤其是夜间腰背疼痛，影响睡眠的青少年，必须高度警惕及早排除。如果一发病就血沉高或颈部，腰背，骶髂部同时发病，属病症严重，发展快，很容易造成残疾，需要及早设法控制病症发展。从大量临床治疗中得到总结，针灸是目前最安全有效的治疗方法之一。

【取穴】督脉、风池（双）、大椎、膏肓（双）、肾俞（双）、章门（双）、悬枢、腰阳关、腰眼（双）、环跳（双）、中脘、气海。

【灸法】督脉蒜泥铺灸1壮，15天灸1次，其余腧穴选定后各直接灸3～5壮，病情发作期1周灸2次，症状控制后，1周灸1次。

病例一：张某，男，37岁，2010年2月9日就诊。

自诉16岁时练少林武功损伤后开始腰骶疼痛一直不愈。近2年疼痛加剧，夜间不能入睡，且驼背逐渐明显。总认为是劳损，常以拔罐缓解。到目前日夜腰背痛已不能工作，但从未做相关检查。予化验，报告显示：血细胞沉降率37mm/h，C反应蛋白36.2mg/L，免疫球蛋白G20.14g/L，免疫球蛋白A4.7g/L，补体C_3 31.21g/L，B-27阳性。CT报告：双骶髂关节间隙狭窄，骨性关节面糜烂毛糙，关节边缘增生，关节面下囊形成，右侧股骨头骨岛。诊断：强直性脊柱炎累及骶髂关节炎。取穴：督脉蒜泥铺灸1壮，1周铺灸1次，风池（双）、大椎、膏肓（双）、至阳、肾俞（双）、腰眼（双）、腰阳关、环跳（双）各直接灸3壮，1周灸2次。经8次治疗疼痛得到控制，晚上可以入睡，改为1周治疗1次，经25次治疗，腰背疼痛消除，已无不适症状，测血细胞沉降率5mm/h。之后经过2月前来巩固治疗1次，先后共治疗6个月，停止治疗。2012

年 5 月 20 日开始在杭州出租车公司上班至今,一直健康。

病例二:郑某,男,36 岁,2012 年 1 月 7 日就诊。

13 岁开始患银屑病,一直皮肤科治疗未愈。2010 年 9 月开始右大足趾痛,6 个月不愈,经检查尿酸增高,开始服用抗痛风药,但始终不能好转。继之脊柱疼痛,查 B-27 阳性,开始注射益赛普 6 个月,病症不减反而递增,并出现颈项僵硬,不能转动,驼背跛行,晚上不能入睡,性功能减退。一直服免疫抑制药至今。诊见:面色发黑,全身散在银屑病灶反复发作。取穴:督脉蒜泥铺灸 1 壮,1 周灸 1 次。风池(双)、大椎、膏肓(双)、至阳、腰阳关、腰眼(双)、环跳(双)、血海(双)、足三里各直接灸 5 壮,1 周灸治 1 次,经 3 次治疗疼痛缓解,先后治疗 12 次,疼痛基本消除,停止治疗。

2014 年 6 月电话告知,强直性脊柱炎已痊愈,银屑病亦无再发作,体重增加 5kg。

【按语】顾名思义,强直性脊柱炎病变严重阶段则脊柱僵硬、驼背、强直。现代医学研究,部分病人继发于胃肠疾病。根据对强直性脊柱炎病人就诊时问诊调查,此类病人确实大部分存在胃炎、胃溃疡、消化不良、便溏、大便次数多等胃肠症状,辨证分析这些症状均属脾肾阳虚之证,而且该病亦为免疫性疾病。患者大部分消瘦、免疫力差,属元阳不足体质。强直性脊柱炎病变反应位于督脉循行路线上。督脉统帅诸阳经,是直接壮阳、补阳经脉，采用隔蒜铺灸，将艾的强大火力持续补充阳气和直接输送蒜之消炎之功力到病灶部位，二效并举，可以取得非常满意效果。同时采用中脘、气海、天枢温针灸温补脾胃，消除发病根源，增强水谷精微运化吸收，气血充足则正气恢复，收效更加神速。对发病已久，颈椎僵硬活动受限，脊柱已驼背和骶髂关节致密性炎症，甚至出现股骨头坏死病人，选风池、大椎、身柱、至阳、中枢、悬枢、腰眼、腰阳关、环跳等穴麦粒灸。

第十七节　淋巴结核

结核杆菌病原体入侵淋巴结，在一组或多组淋巴结内，当人体抗病能力下降时，发生淋巴结周围炎，不但与淋巴结周围组织粘连，还可淋巴结相互粘连，融合成团，形成不活动的结节性肿块。晚期淋巴结干酪样坏死，形成寒性脓肿，继之破溃，经久不愈。虽然因为淋巴结肿大显著，成年人容易早期发现，但结核杆菌不易被药物杀死，主要还得靠自身细胞吞噬。该病多数发病是因为自身抵抗力下降，而灸治能增加和调动白细胞数量及吞噬能力，让自身细胞来清除结核杆菌。灸治淋巴结核，施灸腧穴必须让其化脓，一则促进吞噬细胞的生成，二是发挥持久的吞噬作用。淋巴结核好发于颈部、颌下、腹股沟，也有腋下淋巴结核，分别取穴如下。

一、颈淋巴结核

以单侧颈淋巴结核最为常见，以青少年发病居多。

【取穴】患侧翳风、曲池、丰隆、肝俞（双）。

【灸法】翳风、曲池、丰隆、肝俞各直接灸 7 壮。

病例：梁某，女，10 岁，2000 年 1 月 1 日就诊。

发现右侧耳后下方肿块 20 多天，且每天明显增大，外科诊断为淋巴结核急性炎症，已予输液治疗 16 天未见症状减轻。诊见：头部强迫性向左侧倾斜，颈部肿块乒乓大小，肤色无改变，轻微触痛。测体温 38.5 ℃，彩超报告：5.0cm×2.5cm×3.2cm 左右低回声团，由多个低回声融合而成，边界尚清，尚均匀。血常规：白细胞 $12.3×10^9$/L，中性粒细胞 0.92，淋巴细胞 0.17，血红蛋白 116g/L，摄胸片显示：未见实质性病灶。取穴：右侧翳风、曲池各直接灸 7 壮。

2000 年 1 月 6 日二诊：体温正常，压痛减轻。取穴：右侧翳风直接灸 7 壮。

2000 年 1 月 12 日三诊：肿块明显缩小。取穴：右侧翳风直接灸 7 壮。

2000 年 1 月 22 日四诊：肿块消失，已摸不到。取穴：右侧翳风、曲池各直接灸 7 壮，嘱贴灸疮膏 25 天。告愈。

二、颌下淋巴结核

单纯性颌下淋巴结多为颈深组淋巴结延伸到颌下，因此，颌下淋巴结结核较表浅，较局限。

【取穴】患侧翳风。

【灸法】翳风直接灸 7 壮。

病例：姚某，女，15 岁，1995 年 10 月 20 日就诊。

发现右侧颌下淋巴结肿大 20 多天，且呈快速增大，伴盗汗。素体健，无家族 TB 史。由于 2 个月前比她大 1 岁的亲戚因淋巴结肿大死亡，因而十分恐惧。测体温 37℃，血细胞沉降率 30mm/h，颌下淋巴结蛋黄大小，略有触痛，局部肤色正常，咽喉有充血，无扁桃体肿大。取穴：右侧翳风直接灸 7 壮。

1995 年 10 月 28 日二诊：淋巴结已缩小。取穴：右侧翳风直接灸 7 壮，嘱贴灸疮膏 25 天。

1995 年 11 月 24 日三诊：灸瘢已愈，淋巴结基本消散。取穴：复灸右侧翳风 7 壮，嘱再贴灸疮膏 1 个月。告愈。

三、腋下淋巴结核

腋下淋巴结核病人往往有过肺结核病史，并且身体比较虚弱，治疗时需注重全身状况。

【取穴】膏肓（双）、肝俞（双）及患侧肩井、曲池。

【灸法】膏肓、肝俞、肩井、曲池各直接灸 7 壮。

病例：沈某，女，22 岁，2000 年 6 月 10 日就诊。

19 岁时患肺结核，同年左侧颈部及腋下淋巴结肿，常年抗痨药治疗，肺结核得到控制，但淋巴结反而增大。目前症状：面色㿠白，左侧颈部淋巴结鸡蛋大小，左腋下淋巴结乒乓大小，无波动，无触痛，肤色正常。彩超示：局部低回声团。血常规检查：白细胞 $14.9×10^9$/L，L0.61，G0.33，血红蛋白 95g/L，其他指标正常范围。诊断：颈部、腋下淋巴结核。患者生怕该病不愈，不可结婚，精神压力很大。取穴：膏肓（双）、肝俞（双）、患侧翳风、曲池交替轮换穴位各直接灸 7 壮后贴灸疮膏，1 周灸 1 次。其间一直有灸瘢化脓，共针灸 18 次，淋巴结肿块全部消失。后结婚生一儿子，未有复发。

四、腹股沟淋巴结核

腹股沟淋巴结核，淋巴结容易融合成大肿块，严重影响髋部活动，造成行走跛行。

【取穴】患侧血海、丰隆、环跳、阿是穴。

【灸法】血海、丰隆、环跳各直接灸 7 壮，阿是穴隔蒜灸 7 壮。

病例：俞某，男，58岁，1989年2月25日就诊。

1988年10月20日开始恶寒发热，右侧腹股沟淋巴结迅速增大，县人民医院化验：血细胞沉降率70mm/h，白细胞10.8×10^9/L，中性粒细胞0.81，淋巴细胞0.18，嗜酸性细胞0.01，每晚盗汗，髋部酸胀，给予消炎和抗结核联合用药治疗。淋巴结还是肿大不退。于1989年2月10日到省肿瘤医院排查，确诊为：腹股沟淋巴结核。诊见：行走跛行，右侧腹股沟肿块似手掌心大小，按之无活动，表面毛糙不平，质中等。皮肤颜色无改变。取穴：右侧肿块上放大蒜2片，各隔蒜灸7壮，烫时随时移动。血海、丰隆、环跳各直接灸7壮，1周灸2次。灸5次后行走明显较前顺利，肿块也缩小。共灸12次肿块消失。

【按语】化脓灸是古代人治疗结核病的最佳方法。《灸膏肓俞法》是治结核病专著。笔者家族采用化脓灸治疗脊柱结核、淋巴结结核、肺结核、关节结核、结核性骨髓炎等结核性疾病体会深刻。按照结核杆菌的生长和结构特征，一旦结核杆菌侵入人体，可以在人体任何部位寄生，当人体免疫力低下和结核杆菌在某一脏器大量繁殖时，就会侵蚀破坏该组织引发结核性疾病。而药物只能对其形成包围圈，很难将其杀灭。治疗结核病的药物易引起肝和神经中毒，因此也成为治疗中的难题。针灸治疗结核病见效快，治愈率高，没有毒副作用。曾治一例半个大脑被结核杆菌侵蚀引起头痛，半身不遂的小姑娘，针灸治疗使其病情得稳定可以婚嫁；另有一名中年男子全身骨结核，送来治疗时脊柱结核，双手臂桡骨结核性骨髓炎，双下肢股骨骨髓炎同时发作，红肿发热，整天整夜酸痛难忍，盗汗如雨，生命垂危，通过针灸治疗，骨髓炎窦道逐渐收口，身体慢慢康复，之后还参加体力劳动。当前对传染性结核病专科防治很重视，但有此病人抵抗力差，治愈难度很大，请求上级能否开展研究工作，在抗结核正规治疗中介入传统灸治，验证其效果。如果能够取得成就，是对人类健康事业的一大贡献，这也是灸治传承人的夙愿。

第十八节　下肢淋巴水肿

各种病因所致下肢淋巴回流障碍引起下肢肿胀为淋巴水肿。如长期站立，部分女性月经周期，静脉曲张，淋巴管炎等均有淋巴水肿现象。长期下肢肿胀，则皮下组织积聚，脂肪组织纤维化，继而出现皮肤增厚，干红疼痛，甚则淋巴结肿大。急性淋巴管炎发作时还会出现寒战高热。

【取穴】患肢血海、足三里、三阴交。

【灸法】血海、足三里、三阴交各直接灸 3 ～ 5 壮或温针灸 2 壮。

病例：王某，女，66 岁，2013 年 3 月 15 日就诊。

双下肢经常水肿，认为是静脉曲张所致，先后已手术治疗

4次。但小腿内侧踝以上部位肿胀始终不退，并且膝以下皮肤干痒，常发红疼痛，伴腿抽筋，踝部上下及足背部皮肤均紫黑干燥。取穴：血海（双）、足三里（双）、三阴交（双）各直接灸3壮，针刺阴陵泉、委中、太溪、太冲、八风，每日针灸1次。

2013年3月19日五诊：诸症明显好转，肿已基本退去，停诊回家。

第十九节　痛风性关节炎

痛风性关节炎是男性常见病症，发作时疼痛难忍及关节红肿，关节活动功能障碍痛苦不堪。单一关节发病者，愈后没有明显后遗症，往往不加以重视。如果反复发作，可发展成多个关节或全身关节痛风性关节炎发作，关节部位痛风石沉积，关节严重变形等诸多症状，需及早防治，并须关注肾功能。

【取穴】大椎、膏肓（双）、章门（双）、曲池（双）、足三里（双）、血海（双）、太溪（双）、丘墟、阿是。

【灸法】以上诸穴按病情选定后各直接灸7壮，阿是穴在急性发作时放血10滴，痛风结节积聚部位用火针刺后挤去内容物。

病例：吴某，男，58岁，2014年8月27日就诊。

患痛风十几年，反复发作致四肢关节痛风石积聚，其中双肘关节后缘，双外踝下痛风结节均有乒乓球大小，膝、指等其他关节都有大小不等痛风结节聚积。近 2 个月来痛风发作，双膝及指、腕关节红肿疼痛不退，部分关节发热，需坐轮椅。已输液治疗 10 天，不能缓解。既往化验报告：血细胞沉降率109mm/h，C 反应蛋白 68.7mg/L，按压膝部和手指，手腕红肿部位软而波动感。血压：16/10.7kPa（120/80mmHg），心率：100/ 分。取穴：左膝阿是部位抽取豆腐渣样痛风石 50mL。双手拇指阿是火针刺后，挤出内容物 1mL，其余大小痛风结节部位均火针刺 3 针，大椎、膏肓（双）、章门（双）、曲池（双）、血海（双）、足三里（双）、太溪（双）各直接灸 3 壮，针刺四关、膝眼、委中，每日针灸 1 次。

2014 年 9 月 11 日四诊：左膝阿是再抽出内容物 20mL，火针针刺手指及肘踝痛风结节部位，诸关节红肿均退，可以行走。取穴：大椎、膏肓（双）、章门（双）、曲池（双）、中泉（双）、血海（双）、足三里（双）、太溪（双）、丘墟（双）各直接灸 5 壮，每日针灸 1 次。

2014 年 10 月 10 日十诊：四肢关节肿痛基本消除，开始 1 周针灸 1 次，取穴同前，针灸方法同前。

2014 年 10 月 24 日十二诊：关节已无肿痛，开始上班工作。取穴：大椎、膏肓（双）、曲池（双）、足三里（双）、左血海、太溪、丘墟各直接灸 5 壮。

2014 年 11 月 10 日复诊，无关节肿痛，上述穴位巩固治疗 1 次。痊愈。

【按语】痛风性关节炎开始时仅表现在脚蹞趾关节或踝关节等部位肿痛，病灶比较局限，而且消炎镇痛后有一定静止期，常不被重视。对反复发作或尿酸持续升高患者应该积极治疗，因为它关系到肾排泄功能，且容易发展到四肢其他关节，引起痛风石沉积和关节变形，痛苦不堪。针灸对改善和调整经络气化功能，及时排除体内有害产物，增强肾排泄功能，降低痛风发作能起到较好作用，除了对肿痛部位针刺放血治疗外，直接灸章门、血海、太溪可起到防治作用。

第二十节　截　瘫

截瘫的病因极其复杂广泛，但以外伤者居多。最终结果是脊髓横贯性损伤而引起平面以下部位瘫痪。虽然损伤部位有高低差别，损伤程度轻重不一，但不管哪一段脊髓损伤，其临床瘫痪症状基本一致，发病原理也极为相似。治疗上，除消除致病因素外最终目标是能够让脊神经根恢复传导功能。这需要改善神经通路才能实现真正目的。在临床治疗过程中发现，有许多病人损伤部位的神经不一定完全断裂和坏死，而是有可能被水肿，瘀血和其他组织压迫所致。通过消除瘀肿，水肿和减少压迫，可以改善神经通路。在针灸治疗过程中，由于针灸可以直达病所，有时竟会起到"四两拨千斤"的意想不到的效果。

即使达不到治愈，也能够疏通一些经脉，改善相应症状，减轻截瘫造成的严重后果。

【取穴】风池（双）、大椎、腰阳关、环跳（双）、阳陵泉（双）、关元，损伤节段督脉腧穴。

【灸法】大椎、关元各直接灸 5 ～ 7 壮，对于翻身困难者，所选腧穴温和灸 10 ～ 15 分钟，能翻身者所选腧穴各直接灸 3 ～ 5 壮。

病例一：郑某，男，50 岁，1991 年 12 月 14 日就诊。

1991 年 10 月 20 日山上劳动，由于地势不平从山上滚下翻跟斗多个致昏厥，经医院抢救苏醒后，自颈椎起高位软瘫，大小便失控。摄片报告：颈椎无明显骨折。诊断：脊髓震荡。取穴：风池（双）、大椎、腰阳关、关元各温和灸 15 分钟，针刺曲池、合谷、环跳、足三里、太冲，隔天针灸 1 次。

1991 年 12 月 20 日四诊：四肢开始活动，左手可拿香蕉吃，取穴同前，针灸同前。

1991 年 12 月 23 日五诊：能扶着下地行走，取穴同前，针灸同前。

1991 年 12 月 28 日七诊：能独立行走，并可下楼梯，取穴同前，针灸同前。

1992 年 1 月 10 日十诊：四肢功能恢复如前，取穴同前，针灸同前。告愈。

病例二：史某，男，45 岁，1997 年 7 月 20 日就诊。

1996 年 10 月安装电线时不慎从电线杆上跌下，致腰 1 压缩性骨折，双下肢完全性瘫痪，即送省医院骨科手术，住院 2 个月，能站立移步而出院。之后开始服中药，同时进行功能锻炼 6 个月，但始终站立不稳，不能跨步行走，且小便自遗，大便秘结（每日用肥皂条塞才能解）。取穴：中枢、悬枢、肾俞（双）、腰阳关、环跳（双）、阳陵泉（双）、关元各直接灸 7 壮，针刺腰段华佗夹脊、绝骨、昆仑、太冲，隔日针灸 1 次，先后针灸 6 个月，功能完全恢复。

1998 年 2 月回家时，能爬到车顶卸货。

【按语】对于截瘫病人，不管高位性截瘫还是双下肢瘫痪，做过手术治疗或未经手术治疗，均绝不可放弃治疗，一定要采用针灸康复，因为从针灸对截瘫病人的治疗中观察，针灸都有一定帮助，许多人效果很好，特别是外伤性截瘫，尽早针灸有可能恢复肌力，改善大小便功能，甚至恢复运动功能。直接灸大椎对高位性截瘫帮助较大，直接灸关元可培补损伤所致的元气虚衰，有利于大小便功能和下肢运动功能恢复。

第二十一节 脑炎后遗症

由病毒，细菌或其他病原体引起的脑膜和脑实质急慢性炎症，经抢救治疗，许多病人遗留严重后遗症。20 世纪 70 ～ 80 年代，农村流行性脑膜炎和乙型脑炎暴发，造成很多儿童死亡，救活的患儿出现不同程度的瘫痪，全身抽搐，神志不清和失语等一系列脑瘫症状。经过针灸积极治疗的脑炎后遗症患者，有望得到脑功能恢复和减轻瘫痪症状。

【取穴】百会、风池（双）、大椎、上星。

【灸法】百会、风池、上星各直接灸 1 ～ 3 壮。大椎直接灸 3 壮。

病例一：骆某，女，4 岁，1985 年 9 月 20 日就诊。

患儿发热 1 周后，于 1985 年 8 月 8 日住县人民医院抢救治疗，诊断为：乙型脑炎。因不能控制体温和缓解症状，8 月 31 日嘱转上一级医院治疗。由于家境贫困，回家以中草药治疗 15 天，不能缓解症状，已奄奄一息，请求针灸治疗。诊见：角弓反张，日夜抽搐（每隔 5 ～ 10 分钟抽搐 1 次，抽搐发声极其低微，几乎听不到），神志不清，全身软瘫，皮肤黧黑。测体温 40℃（腋下），请小儿科会诊，拒诊。取穴：百会直接灸 1 壮，针刺大椎、风池、哑门、太阳、曲池、合谷、阳陵泉、太冲，配青霉素钠针 400000U 肌内注射，每日 2 次。共配 6 组。

1985 年 9 月 21 日二诊：治疗第二天，体温降至 38℃（腋下），抽搐缓解，取穴同前，针刺同前。青霉素肌内注射同前。

1985 年 9 月 23 日三诊：抽搐间隔时间延长，停用青霉素。取穴：百会、大椎各直接灸1壮，针刺风池、哑门、曲池、合谷、阳陵泉、太冲。

1985年9月28日四诊：抽搐减少，头能立，可以竖直抱。取穴：百会、风池（双）、大椎各直接灸1壮。针刺哑门、曲池、合谷、委中、阳陵泉、太冲，之后1周针灸2次。

先后共针灸治疗3个月，讲话及其他功能逐渐恢复正常，唯智力较正常儿童低。患儿成人后，34岁出嫁，特来报喜。

病例二：汪某，女，35岁，2011年5月28日就诊。

2011年3月28日发热住院治疗1周，热度下降，却出现言语障碍，四肢功能下降，平衡失调，认为是药物反应出院。回家3天后再次住院1周，症状未减，但原因不明。2011年4月15日转院住神经内科诊治。腰穿检查诊为：小脑炎。之后一直失语，狂躁，四肢协调功能丧失。诊见：狂躁，尖叫，整天整夜大哭大闹，有阵发性全身痉挛记录，神智时清楚时模糊，发音不正常，不能言语，人起坐即全身摇晃。四肢功能不能协调动作，时时靠轮椅，大便两三天1次，小便频数（30分钟1次，有时失禁）。取穴：百会、上星、风池（双）、大椎、膏肓、曲池、阳陵泉、昆仑各直接灸1壮，针刺哑门、天柱、太阳、廉泉、环跳、神门、三阴交、合谷、太冲等，1周针灸2次，针灸5次后，狂躁尖叫减少，改为1周针灸1次，针灸10次后可以单独行走，但易摔跤，言语发音仍不清楚。

一直坚持针灸至 2013 年 1 月，能单独到公园锻炼，可以简单语言对话。仍坚持 1 周针灸 1 次至 2014 年 11 月，可以独立行走三四里路而无不适感，且走路稳健，语速和语言表达自如。告愈。

【按语】在预防接种工作普及和重视后，脑炎发病率逐年减少，只有散在性发生。但一旦脑炎发病后，很多患者留下严重后遗症。脑细胞损伤是不可逆的，因此需要及早控制病情发展，减少脑神经损伤；另一方面，在没有受到损伤的脑细胞中，许多不曾被利用，采用适当方法调动脑细胞也是脑神经恢复的重要手段。因针灸有醒脑开窍、解痉镇静等一系列作用，对脑炎病发生后造成神志不清、全身瘫痪、失语抽搐等症状患者，及早采用针灸治疗可以促进其苏醒，也就会减轻后遗症。从小孩到成人针灸均可采用，效果较好，是挽救这类病的有力措施。针灸治疗中可直接灸百会、上星、风池、大椎等穴。

第二十二节　风湿性关节炎

风湿性关节炎是溶血性链球菌感染引起的变态反应性疾病。疾病早期就出现风湿性关节炎，常侵犯膝、踝、肩、肘、腕等大关节，呈游走性，反复发作性。关节局部出现红、肿、热、痛和功能障碍，部分病人常有咽峡炎、扁桃体炎、口腔溃疡等，最严重的后果是造成心瓣膜的器质性病变，可形成慢性心瓣膜病，即二尖瓣、三尖瓣狭窄的风湿性心脏病。

【取穴】大椎、风门（双）、膏肓（双）、肩髃（双）、曲池（双）、足三里（双）、血海（双）、太溪（双）、膝眼（双）。

【灸法】以上诸穴按病情选用后可直接各灸 3～5 壮，膝眼温针灸 2 壮。

病例：徐某，男，50 岁，2013 年 3 月 2 日就诊。

反复关节痛 3 年，去年开始发作频繁。2010 年 10 月 5 日检查：超敏 C 反应蛋白 17mg/L。血细胞沉降率 19mm/h，摄片显示：双膝髁间隆突变尖，关节间隙狭窄。以膝关节退变为主治疗，但关节疼痛范围扩大。现症：右肩关节疼痛，关节活动受限，臀部及双膝痛，膝关节红肿，而且经常口腔溃疡，咽喉充血，有时吞咽困难。化验：血细胞沉降率 47mm/h，超敏 C 反应蛋白 24mg/L，淋巴细胞 0.189。取穴：大椎、风门（双）、右肩髃、足三里（双）各直接灸 3 壮，针刺环跳、委中、膝眼、合谷、太冲。

2011 年 3 月 17 日二诊：右肩关节痛、双膝关节痛，取穴：大椎、右天宗各直接灸 5 壮，双侧内外膝眼温针灸 2 壮。

2011 年 3 月 25 日三诊：右肩关节疼痛缓解，左膝关节痛甚，口腔溃疡，咽喉干燥，舌尖红，苔腻。取穴：右天宗、曲池、血海（双）各直接灸 3 壮，双膝眼温针灸 2 壮，针刺天窗、通里、照海、合谷、太冲。

2011年4月1日四诊：关节痛减轻，右侧唇旁新发溃疡。取穴：膏肓（双）、右天宗、足三里（双）各直接灸5壮，膝眼温针灸2壮，针刺地仓、合谷、太溪、太冲。

2011年4月8日五诊：近日膝关节又痛。取穴：血海（双）、足三里（双）各直接灸5壮，双膝眼温针灸2壮，针刺曲池、合谷、太溪、太冲。

2011年4月18日六诊：游走性关节痛明显减轻，舌面有溃疡。取穴：大椎、风门（双）、膏肓（双）、曲池（双）、右天宗、血海（双）、足三里（双）各直接灸3壮，针刺同上。

2011年5月2日七诊：化验：血细胞沉降率35mm/h，关节痛减轻。取穴：大椎、膏肓（双）、曲池（双）、血海（双）各直接灸5壮，嘱贴灸疮膏让灸瘢化脓，针刺合谷、太冲。

2011年6月17日九诊：化验：血细胞沉降率12mm/h，关节已不痛，舌面溃疡未痊愈。取穴：大椎、风门（双）、右天宗、膏肓（双）、曲池（双）、足三里（双）、血海（双）各直接灸7壮，再予贴灸疮膏1个月。

【按语】风湿性关节炎虽然关节很少变形或致残，但发作时关节红肿疼痛，症状严重。并且对心脏瓣膜影响甚大，需及早治愈。结合针灸治疗，选取大椎、膏肓、曲池、血海、足三里等穴灸之，常可消肿退热止痛。

第二十三节　破伤风

破伤风疫苗的接种和无菌观念的普及，大大减少了破伤风的发病率。而且在创伤后 24 小时内注射破伤风抗毒素针，亦有力地阻止了破伤风的发生。因此，针灸临床此类病症较为少见。但农村仍有可能发生此病症。在 20 世纪 70 ～ 80 年代，曾用针灸治愈破伤风发作病人多例，因此有必要介绍治疗经过。

【取穴】百会、大椎、气海、颊车、曲池、阳陵泉。

【灸法】百会、大椎、气海各直接灸 5 ～ 7 壮，曲池、阳陵泉各直接灸 3 ～ 5 壮，颊车直接灸 1 壮。

病例：俞某，男，出生第 12 天就诊（1989 年 8 月 20 日）。

出生第 5 天破伤风发作，送县医院抢救，治疗 1 周症状未缓解，邀请针灸出诊治疗。因路途不便，写好施灸穴位，先请一位赤脚医生前去灸治，赤脚医生为患儿直接灸百会、大椎、气海穴各 7 壮，第二天症状有所缓解，即出院送来我处针灸。症见患儿每 5 ～ 10 分钟角弓反张，强烈全身痉挛抽搐 1 次，抽搐时四肢僵直全身青紫，呼吸暂停 10 多秒，缓解时哭声极低微。由于吞咽困难，人工喂乳，溢出奶汁使衣领发硬。强烈的抽搐摩擦使整个下巴皮肤破损。取穴：百会、风池（双）、大椎、气海、曲池、阳陵泉各直接灸3壮，针刺颊车、合谷、委中、太冲，每日针灸1次，共针灸治疗22天，诸症全部消除。

【按语】由于破伤风发作时表现为哭笑脸，牙关紧闭，吞咽困难，古人称之为"噤口风"。隋代巢元方的《诸病源候论》中详述了直接灸防治儿科诸多疾病，内容里面明确指出灸颊防噤。因此，一直以来本乡土人常给刚出生的婴儿直接灸颊车、四关，预防破伤风病症。20世纪60年代新生儿破伤风感染率和死亡率仍然很高，在70年代我们收治了6例破伤风大发作病人，总结出直接灸百会、大椎、颊车、气海、曲池、阳陵泉等穴位，破伤风痉挛逐渐缓解，而且全部治愈。虽然当前临床中此症少见，但仍需掌握这一手资料，必要时亦可解危。

第二十四节　精神分裂症

精神分裂症为大脑神经功能紊乱不能自控之表现。分为癫和狂两类。癫者比较文静，常语无伦次，哭笑无常，沉默痴呆，神志恍惚；狂者性情狂躁，打骂毁物，弃衣裸体到处乱跑，不易控制。对于肯接受治疗的患者，特别是癫类病人，尽可能配合针灸；狂躁者家人能够予以控制也可给予针灸，以调整大脑神经功能紊乱的状况。

【取穴】百会、风池、膏肓、气海、丰隆、鬼哭。

【灸法】百会、风池、膏肓、气海、丰隆各直接灸 5～7 壮，鬼哭穴直接灸 1～3 壮。

病例：范某，男，32 岁，2012 年 5 月 11 日就诊。

患者 8 年前失意致精神分裂症，一直郁闷、烦躁，自言自语，胡乱唱歌，反复无常，一年四季均会发作，多次精神病医院住院治疗，服用氯氮平等药物控制症状。近段时间情绪稍稳定，但呆滞寡语，不愿做任何事，嗜睡，与其交流时认为自己没病。取穴：百会、膏肓（双）各直接灸 7 壮，针刺风府、太阳、神门、三阴交。

2012 年 5 月 18 日二诊：近日纳差。取穴：气海、丰隆各直接灸 7 壮，针刺风池、太阳、神门、三阴交。

2012 年 6 月 11 日三诊：情绪较前好转，仍有嗜睡。取穴：百会、丰隆各直接灸 5 壮，针刺风池、太阳、神门、合谷、三阴交、太冲。

2012 年 6 月 23 日四诊：纳食改善，仍有嗜睡，记忆力差。取穴：百会、风池、鬼哭穴各直接灸 3 壮，针刺神门、三阴交、合谷、太冲。

2012 年 7 月 5 日五诊：近日自觉郁闷。取穴：百会、风池各灸 5 壮，针刺内关、神门、三阴交、行间。

2012 年 8 月 6 日六诊：病人较前活泼，开始主动烧饭。取穴：百会、风池（双）、膏肓（双）、气海、丰隆（双）各直接灸 3 壮，针刺内关、神门、三阴交、行间。

2012 年 10 月 19 日七诊：告知已上班 1 个月，一切正常。
取穴：百会、膏肓各直接灸 3 壮，针刺内关、神门、足三里、三阴交、行间。

2013 年 10 月追访：正常上班，无复发。

【按语】精神分裂症有专病专院治疗，此类患者多数为中青年，经住院治疗病情得到稳定后，常回家中药物控制，由于药物带来一定不良反应，且疾病容易复发，使得患者不能正常生活和工作。经过对精神病针灸治疗观察，对愿意接受针灸治疗患者，可减少药物服用，使精神症状得到改善，有的不再复发。因此，在药物治疗基础上可加入针灸治疗。灸治主穴为百会、膏肓、丰隆，狂躁者加灸鬼哭穴。

第二十五节 癫 痫

癫痫发病机制较为复杂，有遗传因素，也有出生时脑部受到各种损害，以及后发性脑部各种病因导致该病发生。因此，影响该病因素较多，是一类慢性反复发作性的脑部短暂功能失调综合征。由于病灶累及不同脑区神经元而表现出与脑功能相关的发作形式，故临床表现呈多样化。部分患者存在影响脑功能的因素难以祛除，或大脑有异常结构，则成为难治性癫痫，需要终生服药控制。其中大部分病人找不到明确病因，而且常在特殊情况下诱发，如发热、情绪波动时，针灸有可能改善和减轻症状，收到预期效果。

【取穴】百会、上星、大椎、膏肓（双）、筋缩。

【灸法】百会、上星、大椎、膏肓、筋缩各直接灸3～5壮。

病例：朱某，女，24岁，2012年5月28日就诊。

患者19岁时头痛晕倒送医院治疗，诊断为癫痫病，开始服抗癫痫药物至今，有时忘服药即发病。发作时前额痛，继之晕倒尖叫。今年服药期间曾发作1次，平时不发作时，每日头昏昏沉沉。取穴：百会、上星、膏肓（双）、筋缩各直接灸3壮，针刺风池、大椎、太阳、足三里、合谷、太冲。

2012年6月4日二诊：近日无异常反应。取穴：百会、上星、大椎、筋缩各直接灸3壮，针刺足三里、间使。

2012年6月11日三诊：已无头痛头晕，抗癫痫药物减去一半。取穴：百会、上星、膏肓（双）各直接灸3壮，针刺攒竹、间使、足三里。

2012年6月20日四诊：没有头痛头晕，抗癫痫药物仍服原来一半。取穴：百会、上星、膏肓（双）各直接灸3壮，针刺间使、足三里、合谷、太冲。

2012年6月26日：今日生气后前额痛。取穴：上星、大椎、膏肓、筋缩各直接灸5壮，太阳穴穴位注射维生素B_{12}注射液1mL，针刺支沟、阳陵泉。

2012 年 7 月 5 日六诊：近几天无任何不适。取穴：上星、百会、风池各直接灸 3 壮，太阳穴穴位注射维生素 B_{12} 针 1mL，针刺支沟、阳陵泉。属显效。

第二十六节　震颤麻痹

震颤麻痹为帕金森病，其病因是脑黑质多巴胺神经元变性缺失所致。对就诊病人的问诊调查中，该病的发生因素主要有强烈的精神刺激，脑部损伤，过度接触有害化工制品，尤其是农药等，其他脑部疾病亦有可能导致该疾病发生。大多数人起病缓慢，也有快速发展而卧床不起。此病治愈困难。虽为全身性疾病，但早期常以一侧肢体症状显著。介入针灸治疗，可以减轻症状，延缓病情发展。

【取穴】百会、风池、大椎、腰阳关、气海、曲池、环跳、阳陵泉。

【灸法】百会、风池、大椎、腰阳关、气海、曲池、环跳、阳陵泉各直接灸 3 ～ 5 壮。

病例：刘某，男，61 岁，2007 年 6 月 10 日就诊。

患者是村里植保员，常年使用农药。5 年前出现右手颤抖，之后病情加重，发展到全身颤抖。近 3 年已生活不能自理，除震颤外，动作越来越迟钝，行走不能自控，四肢僵硬，发声慢而低微，动则汗出，事事靠轮椅。其儿子在国外，带回进口药物服用 1 年，未奏效。诊见：面具脸，双手颤抖，上举屈肘均僵硬，双腿僵直，不能自如屈伸，旁人费很大力气摇动多次才能拉开。取穴：百会、风池（双）、大椎、腰阳关、曲池（双）、环跳（双）、阳陵泉（双）、气海，各直接灸 3 壮，针刺太阳、足三里、合谷、太冲、委中等穴，1 周针灸 1 次，共针灸 15 个月，可以单独室内行走停止治疗。

2016 年 2 月追访，多年来未有病情加重现象。

第二十七节　疰　夏

疰夏病名书中难以找到。南方夏季炎热湿重，有些人出现头晕脑涨，嗜睡身困，纳食不振，心悸，全身无力，足酸手软，体重明显下降等症状，地方上称之疰夏。采用灸法治疗，往往 1 次可以治愈。

【取穴】膏肓（双）。

【灸法】立夏前，在膏肓穴上直接灸 7 壮，贴灸疮膏化脓 1 个月。

病例：竺某，女，33 岁，1988 年 4 月 13 日就诊。

患者每年清明节前后开始足酸手软，纳差，心悸，体重明显下降（冬天 45kg 以上，夏天 40kg 以下），服大量补品不管用。取穴：膏肓直接灸 7 壮并贴灸疮膏 1 个月，灸后针足三里。

从此之后，每年夏季无上述症状。

第二十八节　慢性疲劳综合征

由于精神压力或不良生活习惯，脑力和体力过度劳累及某病后人体神经、内分泌、免疫等多系统功能失调而产生长期疲劳为突出表现，常伴低热、头痛，肌肉关节疼痛，腰背酸胀，全身无力，甚至消瘦，失眠等多种症状。体检和常规实验室检查，一般无异常发现。

【取穴】百会、大椎、膏肓（双）、肾俞（双）、中脘、气海、足三里（双）、三阴交（双），按临床主症选取腧穴。

【灸法】百会、大椎、膏肓、肾俞、中脘、气海、足三里、三阴交各直接灸 1 ～ 3 壮，或温针灸 2 壮。

病例：谢某，女，37 岁，2011 年 5 月 23 日就诊。

患者 3 年前流产后常头晕头胀，嗳气，流口水，纳差，困乏等不适。1 个月前头晕头胀加重，而且有眩晕呕吐，医院做脑血管意外排查，做了 CT 检查，无明显病理指征。现症：前额痛，怕风，双眼模糊，嗳气，纳差，口水多，疲乏，血压：13.1/8kPa（98/60mmHg）。取穴：百会、大椎各直接灸 3 壮，针刺印堂、内关、中脘、足三里。

2011 年 5 月 30 日二诊：口水减少，有嗳气，纳差，血压偏低：12/7.5kPa（90/56mmHg）。取穴：百会、大椎、膏肓（双）、肾俞（双）、中脘、气海各直接灸 3 壮，针刺太渊、太白。

2011 年 6 月 8 日三诊：诸症减轻，前额略胀。取穴：膏肓（双）、肾俞（双）、中脘、气海、足三里（双）各直接灸 3 壮，太阳穴注射维生素 B_{12} 针 1mL，针刺神门、三阴交。

2011 年 6 月 15 日四诊，已无头痛头晕等症状，自觉清爽，取穴：百会、膏肓（双）、肾俞（双）、中脘、气海各直接灸 1 壮，太阳穴注射维生素 B_{12} 针 1mL，针刺神门、三阴交。

【按语】疲劳综合征是一组不明原因的少气乏力，纳食不振，昏沉欲睡提不起精神的症状组合。有的精神受到刺激后发病，也有因气候环境变化出现上述症状。每年夏天疰夏也可归为此类病症。直接灸膏肓穴非常有效。消瘦纳差者可加灸中脘、气海。

第二十九节　脱　肛

长期营养不良和年老体弱人群，合并便秘，前列腺肥大，排尿困难，慢性腹泻，慢性咳嗽，多次分娩，腹部手术，幼儿发育不良等情况，易出现肛提肌和盘底筋膜薄弱无力，造成连接壁部分或全层向下移位的直肠脱垂症，称为脱肛。在解除一些诱因和增强体质方面，针灸很有帮助。

【取穴】百会、气海、腰阳关、大肠俞。

【灸法】百会、气海、腰阳关、大肠俞各直接灸 7 壮。

病例：朱某，女，60 岁，2010 年 8 月 19 日就诊。

患者 43 岁时子宫肌瘤切除，之后常大便干结努责，致脱肛发生。大便常二三天 1 次，干燥不易解出，每次解后肛门脱出，需用手回复，伴小腹痛，腰部酸痛。取穴：百会、气海、大肠俞各直接灸 5 壮，针刺长强。

2010 年 8 月 26 日二诊：腰部酸痛减轻，人感乏力。取穴：百会、气海、大肠俞各直接灸 5 壮，针刺长强、承山，配服补中益气丸。

2010 年 9 月 10 日三诊：仍有脱肛。取穴：百会、气海、大肠俞、腰阳关各直接灸 7 壮，针刺长强、承山。

2010 年 9 月 24 日四诊：近来无脱肛发生，大便两日一次，较前通畅。取穴：百会、气海、腰阳关各直接灸 7 壮，针刺长强、承山，贴灸疮膏 1 个月。

第三十节　慢性血源性骨髓炎

机体被致病菌等感染后，由于原发病灶处理不当或机体抵抗力下降，细菌进入血液循环，发生菌血症或诱发脓毒症。如果菌株进入骨营养的动脉时，往往受阻于长骨干骺端。如果此时没有得到控制，大量细菌破坏骨膜，骨密质，骨松质，和骨髓组织等，随即发生骨坏死。被破坏的死骨碎屑和渗出物形成大脓肿，一方面沿筋膜流注到深部，刺激骨膜产生新骨，形成骨坏死腔；另一方面穿破皮肤排出体外，成为经久不愈的窦道。骨无效腔与窦道想通，成为溢脓通路。长期脓菌存在成为慢性发作性骨髓炎。大部分人某部位发病，也有全身性发病。

【取穴】大杼、大椎、曲池、血海、阳陵泉、足三里、绝骨。

【灸法】按病情或发病部位选取大杼、大椎、曲池、血海、阳陵泉、绝骨、足三里后各直接灸 7 壮，并贴灸疮膏让灸瘢化脓。

病例：董某，男，46 岁，1979 年 8 月 20 日就诊。

患者 1 年前右膝部红肿痛，1 周后出现高热不退，全身酸痛，送医院治疗诊断为化脓性关节炎。经大剂量消炎治疗，发热得以控制，但全身酸痛不能缓解，再转中药治疗 6 个月，病症略减轻，因家中极度贫困未能坚持继续治疗。由于全身酸痛经不起震动，不能坐车，只能由 4 个人轮流抬轿前来针灸治疗。症见：骨瘦如柴，全身整天整夜盗汗，大汗淋漓，遍身酸痛，日夜呻吟。右膝外上缘窦道流脓。取穴：先后给予大椎、大杼、膏肓、曲池、血海、阳陵泉、足三里、绝骨各直接灸 7

壮，灸治 15 天能下床行走，灸治 1 个月盗汗不出，疼痛基本减轻而回家休息。之后 1 个月灸治 1 次。但过一段时间手臂或膝部会不定期肿胀酸痛，过几天流脓出现窦道。经灸治后窦道又愈合。如此反复治疗 3 年，不再出现窦道，身体状况逐步得到恢复，可以参加日常劳动。

第三十一节　尿失禁

定义为尿不能自行控制而致使尿液滴漏。临床可分为三类：一是真性尿失禁，为尿道括约肌损伤或神经功能损伤，丧失控制排尿能力；二是假性尿失禁，因尿道梗阻（前列腺肥大、尿道狭窄）或膀胱收缩无力，膀胱息室等所致的排尿障碍；三是功能性尿失禁，为尿道括约肌松弛，当咳嗽、喷嚏、哭笑、跑步、听到水声等动作，致使腹内压骤增造成。不管何种病因所致，针灸很有作用。

【取穴】肾俞（双）、命门、关元、中极。

【灸法】肾俞、命门、关元、中极可直接灸 5～7 壮，或温针灸 2 壮。

病例：王某，女，65 岁，2007 年 5 月 10 日就诊。

患者尿频 8 年，每天小便次数 20 次以上，急忍即失控。服全鹿丸大量。取穴：肾俞（双）、关元各直接灸 7 壮，针刺中极，1 周针灸 1 次，先后针灸治疗 3 个月，小便减至每日五六次，无尿频失控感觉。直至 2016 年 3 月随访，人健康无复发。

【按语】成年人尿失禁可有多种病因，一般情况下，直接灸关元对各种尿失禁均有特效。病情特别严重者，可适当选择案例中所灸治的腧穴。

第三十二节　下肢静脉曲张

大腿和小腿内侧浅静脉增粗隆起，弯曲成堆。以单侧居多，也有双下肢先后发病。伴血栓者，静脉呈结节硬块，周围红肿疼痛，患肢足肿，且易溃烂，并可致足靴区供血障碍，营养缺乏而出现皮肤干燥、萎缩、脱屑、瘙痒、色素沉着、湿疹等。以大隐静脉曲张多见。

【取穴】阿是穴、血海、曲泉、足三里、太溪。

【灸法】先予阿是穴（静脉最臌部位）放血 10mL 左右，血海、曲泉、足三里、太溪各直接灸 7 壮。

病例：潘某，男，46 岁，2014 年 7 月 30 日就诊。

患者右小腿静脉曲张 10 多年，自膝内侧至内踝浅静脉均增粗成团，小腿以下至足背皮肤鳌黑花斑。取穴：每次治疗时两处阿是穴放血 10～15mL，血海、曲泉、足三里、太溪各直接灸 7 壮，针刺阴陵泉、三阴交、太冲、八风。共针灸治疗 8 次，曲张的静脉消退，足背皮色正常。

第三十三节　老烂足

膝以下有溃疡而长期溃烂不休俗称老烂足，致病原因有多种，多数是由于小腿浅静脉曲张和栓塞导致血运不畅，一旦皮肤破损，创口就难以愈合。20 世纪中期，因感染而致溃烂者不少，如很多人由于细菌感染而终生下肢溃烂；南方潮湿，长期真菌感染亦致下肢溃烂。外伤后处理不当也可转为溃烂。最严重的则为闭塞性脉管炎，糖尿病足等，更难治愈。灸治效果理想，可以应用。

【取穴】患肢血海、足三里、阳陵泉、太溪。

【灸法】血海、足三里、阳陵泉、太溪各直接灸 7 壮，并贴灸疮膏化脓。

病例：金某，女，71 岁，1995 年 11 月 1 日就诊。

患肢 1 年前不慎被枯树枝刮破左小腿内踝上 5cm 处皮肤，曾服抗生素，外用消炎涂剂，创口仍然化脓，始终不愈，并且逐渐向上扩大。今年下半年起小腿内侧疼痛难忍，外科输液 10 天亦没减轻症状。诊见以左内踝上 10cm 为中心，小腿部约 7cm×5cm 大小溃疡面，深达骨膜，上覆脓浆，疮口周围肿胀发红，并布满水疱，局部刺痒，溃疡以下腿部皮肤发黑。取穴：左血海、足三里、太溪各直接灸 7 壮，并予贴灸疮膏。

1995 年 11 月 20 日二诊，灸后疼痛逐日消除，疮口缩小已无流脓，周围肿胀消退，灸瘢基本愈合。取穴：左血海、足三里、太溪各直接灸 7 壮，并贴灸疮膏。

【按语】老烂足最常见的病因为静脉曲张，静脉栓塞，湿疮溃烂，腿外伤创口未治愈，而下肢循环因损伤发生障碍等导致小腿胫骨内侧或外侧溃疡常年溃烂不休，伴随小腿足背皮肤黧黑，溃疡周围红丘疹、刺痒等症。实际上可以包括闭塞性脉管炎和糖尿病足的治疗。虽然后者发病症状及后果均很严重，但均为远端循环障碍，血供缺损才使伤口不得愈合。采用化脓灸患肢血海、足三里、阳陵泉，随着灸瘢无菌性化脓，下肢的溃疡面及其他症状均可逐步消退。治疗中不必担心灸瘢溃烂，因为灸疮均会在 1 个月左右愈合。

第九章　皮肤科疾病

皮肤科本身的疾病很多，而许多疾病在病程中可伴随着许多种皮肤病变和反应。皮肤的病变和反应，有的是局部的，有的是全身的，临床中应加以分辨。不扩散的局限性皮神经炎和过敏处理比较容易；顽固性全身性发作往往比较难治。针灸治疗有时能收到较好效果，灸治对顽固性皮肤病症作用较强，常用灸治穴为头部取风池，上半身取曲池，下半身取血海、足三里。

第一节　神经性皮炎

神经性皮炎是一种常见的慢性肥厚性皮肤病，好发于成年人，初起仅有局部瘙痒，经剧烈搔抓后出现了红色斑丘疹，高出皮肤表面，密集成片。局部皮肤粗糙、肥厚。纹理加深，呈苔藓样病症，并有少量鳞屑及色素沉着。好发于颈项、尾骶及肘膝等处。多对称分布，剧烈瘙痒，也可单处发病。

【取穴】曲池、足三里、阿是穴。

【灸法】阿是穴（皮炎部位）先用七星针叩刺微出血后，温和灸 10～15 分钟。按发病部位上半身发病取曲池，下半身发病取足三里，直接灸 7 壮。

病例：章某，男，64 岁，1984 年 10 月 12 日就诊。

患者右膝下胫外侧患牛皮癣已 6 年。因奇痒，每年 1 ～ 6 月天热腿暴露易搔之，常被抓破溃烂。今年被搔破后反复发炎不可收拾。诊见：右腿胫外侧约 5cm×3cm 的银屑病灶，皮肤大片鱼鳞状角质生成，外膝眼以下至足背整条小腿外侧红肿发热，并有十多处大小不等的瘢痕开始溃烂，既痒又痛，日夜不得安宁。取穴：右血海直接灸 7 壮，嘱蛇莓 30g，马鞭草 20g 煎洗。

1984 年 10 月 20 日复诊：红肿基本退去。取穴：右血海、足三里、阳陵泉各直接灸 7 壮，贴灸疮膏而愈。

第二节　皮肤瘙痒症

皮肤瘙痒症是一种全身皮肤无原发损害而泛发痒感的病症。可一处移到另一处，亦可浑身同时发作，有的仅局限一处，持续瘙痒时间不等，因痒感剧烈搔抓可引起皮肤抓痕、潮红、结痂、皲裂及苔藓样变等各种继发皮损。中老年人气血衰减，皮肤失养而干燥，易发生全身瘙痒。另有因胆汁外溢，甲状腺功能亢进、糖尿病等内科疾病引起的全身瘙痒，则应祛除病因治疗。

【取穴】膈俞（双）、中脘、气海、曲池（双）、血海（双）、足三里（双）。

【灸法】膈俞、中脘、气海、曲池、血海、足三里各直接灸 5～7 壮。

病例：张某，女，65 岁，1988 年 5 月 20 日就诊。

3 年前全身发风疹块，采用葡萄糖酸钙针静脉注射和抗过敏药物治疗后，发展成为全身散发性小丘疹，奇痒，以四肢为甚。经常挠抓致双膝以下胫部大面积皮肤粗糙、苔藓样变。其他地方散发的小丘疹为红色。每日需服二粒泼尼松才能维持。舌淡，苔白，脉弦。取穴：血海（双）、足三里（双）、曲池（双）、膈俞（双）各直接灸 7 壮，针刺风池、合谷、太冲、委中，隔天针灸治疗 1 次。

1988 年 5 月 30 日四诊：经过 3 次针灸治疗后不再发红疹，停用泼尼松，只有轻微瘙痒。唯足胫部皮肤仍较粗糙。取穴：中脘、气海、曲池（双）、足三里（双）各直接灸 7 壮，针刺尺泽、阴陵泉、阳陵泉、合谷、太冲、绝骨，显效。

第三节　湿　疹

湿疹是一种常见的过敏性炎症性皮肤病。病变发展呈急性、亚急性和慢性过程。在急性状态时，患部呈丘疹、水疱、红斑、渗液、糜烂等多种皮损表现，常对称分布，易复发和慢性化。慢性期患处皮肤干燥、肥厚、粗糙，呈苔藓样变，表面附有糠皮状鳞屑，伴抓瘢血痂，色素沉着或皲裂。湿疹可发生于身体任何部位，以头面、手部、身体屈侧及外阴部较为常见。可常年发作。按发作部位采用相应取穴施灸会取得较好效果。

一、头部湿疹

临床中小孩头面部发湿疹多，同时腹股沟也常发，转为慢性常在发际内发湿疹。头部湿疹可发生在任何年龄。由于头部毛囊丰富，头发密集，湿疹发生后渗液糜烂不易清理，消毒不到位，因此常腥臭，缠绵难愈。

【取穴】风池（双）。

【灸法】风池（双）直接灸7壮。

病例：石某，女，38岁，1988年2月28日就诊。

患者16年前怀孕时头部生疮未能治疗，产后仍生疮不停，喂奶忌药，待小孩断奶后开始服四环素、磺胺甲噁唑不计其数。并注射葡萄糖酸钙针等，一直反复发作，越来越严重。诊见：整个头发间密集红色小疱，流水腥臭，额部红色小疱层叠，两侧颈部淋巴结肿大共计5粒。并有红色丘疹向胸部发展，奇痒，使劲搔抓后辣痛。取穴：风池（双）直接灸7壮，针刺曲池、合谷、足三里、委中，刺耳尖、太阳放血十余滴。

1988年3月8日二诊：上次针灸后当晚痒即止，面部丘疹渐退，皮肤变为正常，胸部仍有轻微瘙痒。取穴：风池（双）、曲池（双）各直接灸7壮，针刺尺泽、合谷、血海、足三里、委中，刺耳尖，太阳放血十余滴。

1988年3月30日三诊：头发间及其他部位湿疮均基本退净，瘙痒消除。取穴：风池（双）、曲池（双）各直接灸5壮，针刺穴同前，告愈。

二、腹股沟部湿疹

腹股沟部汗腺丰富，出汗后不易散发。此部湿疹多发且连及外阴，一些人作为隐私不肯告诉他人。

【取穴】百虫窝。

【灸法】百虫窝直接灸7壮。

病例：王某，男，55岁，1990年5月10日就诊。

患者双侧腹股沟部湿疹6年，平时常年手掌大小红疹块，瘙痒，夏季时流黄臭脓水，行走时摩擦痛。取穴：百虫窝（双）直接灸7壮，并贴灸疮膏1个月。针刺足三里、阴陵泉，针灸1次症状消失。

三、全身性湿疹

全身湿疹与变态反应有一定关系，是皮肤免疫功能低下的表现。常因某些食物、气候变化、环境影响等因素而诱发，此起彼伏，有时局部发作，亦可全身齐发。急性期症状严重，病症顽固。

【取穴】风池（双）、大椎、肺俞（双）、脾俞（双）、曲池（双）、血海（双）、足三里（双）、阳陵泉（双）。

【灸法】风池、大椎、肺俞、脾俞、曲池、血海、足三里、阳陵泉各直接灸 3～5 壮。

病例：张某，女，24 岁，2010 年 10 月 25 日就诊。

患者 2006 年腿上过敏，之后全身蔓延，散在性红疹此起彼伏，抓破流水后连片糜烂，身上到处是未褪尽的瘢痕。今年来一直亚急性发作。临床症状：面颧部、耳垂、手掌背、足掌背、足胫等处红色丘疹成撮，散在性分布，晚上奇痒，抓破出黄水；腰背、大腿等处湿疹块大且皮肤角化发硬，大腿前面疹块密集分布，伴大便秘结，月经色暗。取穴：曲池（双）、血海（双）各直接灸 7 壮，太阳、耳尖放血，针刺风池、尺泽、阴陵泉、合谷、太冲。

2010 年 10 月 30 日二诊：面部湿疹退净，四肢没有新疹出现，痒减轻，大便每日 1 次。取穴：大椎、肺俞、脾俞、阳陵泉各直接灸 5 壮，针刺四关。

2010 年 11 月 12 日三诊：口舌生疮，昨日有几处复发。取穴：风池（双）、大椎、曲池（双）、血海（双）、足三里（双）各直接灸 3 壮，针刺尺泽、委中，配牛黄解毒丸 2 袋。

2010 年 12 月 6 日四诊：前晚开始四肢肘膝以下发痒。取穴：曲池（双）、足三里（双）各直接灸 5 壮，针刺尺泽、阴陵泉、合谷、太冲，刺太阳放血。

2011 年 1 月 26 日五诊：手部、脸部、腰部疹块均基本退净，小腿有局限性癖块，局部皮肤皲裂。取穴：曲池（双）、阳陵泉（双）各直接灸 3 壮，针刺风池、合谷、委中、阴陵泉、筑宾。

2011 年 4 月 11 日六诊：其他地方基本正常，右腿膝外侧又有新疹发出。取穴：足三里（双）、阳陵泉（双）、右曲池各直接灸 5 壮，针刺合谷、太冲、委中。

2011 年 4 月 28 日七诊：最近无新疹发作，以前发的部位基本退净。取穴：曲池（双）、血海（双）、足三里（双）各直接灸 5 壮，针刺尺泽、委中。

2011 年 5 月 17 日八诊：湿疹退去后皮肤已正常，唯右外踝上部有 5cm 左右范围皮肤仍发红发痒。取穴：大椎、肺俞（双）、曲池（双）、足三里（双）各直接灸 5 壮。

2011 年 5 月 31 日九诊：近来无新疹发出，以前发作部位全部退净。取穴：曲池（双）、血海（双）、阳陵泉（双）各直接灸5壮。

第四节　多发性毛囊炎

毛囊部发生急性和亚急性炎症，中心有毛发贯穿，相互不融合。表现为有痒痛的炎性红丘疹，迅速变为脓疱，破溃后干燥结痂而愈。愈合后不留瘢痕。常反复发作，病程迁延，好发于颜面、颈项、肩部及臀部，发于后颈正中部位的称为"对口"，严重者可继发化脓性脑炎。

【取穴】阿是穴。

【灸法】每一红肿毛囊炎症上方置一蒜片，隔蒜灸5～10壮。

病例：邵某，女，69岁，1994年3月7日就诊。

头部毛囊炎反复发作整整1年。其夫是医师，予多种外敷内服治疗，始终未能治愈。此次发疮1周，后颈部指头大红丘疹重叠七八个，跳痛，伴不思饮食。已输液治疗3天。取穴：选较大的5个毛囊炎性部位、置蒜片各灸10壮、移去蒜片时有3片跟出脓液。第3天特来告知毛囊肿块全部消失。追访从此未发。

【按语】多发性毛囊炎，只要在毛囊炎部位采用隔蒜灸均可治愈，常治疗头部毛囊居多，但不管体表何处，只要有红肿炎症均可用隔蒜灸，对炎症面积较大的可先针刺后拔罐放血再灸，效果更好。对已化脓部位，隔蒜灸能带出脓蒂，此法可作为家庭实用灸治疗法。

第五节　带状疱疹

带状疱疹是由水痘－带状疱疹病毒引起的急性皮肤病。以身体一侧皮肤出现簇集成群，水疱累累如串珠，一处或数处排列成带状，重者发生大疱或血疱，并且有阵发性剧烈刺痛。可发生在身体任何一个部位，但以胸、腰、胁部为多见，发生于头部、面部、耳根、颈部等处疼痛更为剧烈，并可使面神经麻痹，并发病毒性角膜炎和病毒性脑炎。在还没有发出疱疹时或头发间不易被发现，由于疼痛剧烈常被误诊为其他疾病。疱疹大而多不及时处理可发生局部溃烂，遗留神经痛，愈后该部皮肤色素沉着。民间称此病为"蛇缠"。

【取穴】阿是穴。

【灸法】灸法1：取疱疹两端最尽处的水疱上直接灸1壮，一般每端选两三个水疱。灸法2：取疱疹范围大小纱布一块，浸95%乙醇后铺于疱疹上点燃，燃尽移去纱布。

病例：朱某，男，42岁，2014年4月15日就诊。

右侧腰骶部及大腿痛1周，认为是腰椎间盘突出前来就诊。诊见右侧臀部及大腿外侧多出密集疱疹，水疱下皮肤潮红，阵发性局部刺痛。取穴：阿是。两端阿是 5 处各直接灸 1 壮，最大密集疱疹二处乙醇纱布各灸 1 壮，每日灸治 1 次，3 次结痂治愈。

【按语】带状疱疹俗称"蛇缠"，选带状疱疹相距最远两端的疱疹上施直接灸各 1 壮，称之"灸蛇头""灸蛇尾"，目的在于不让其继续扩散；用单层纱布浸 95% 乙醇后铺在密集的疱疹部位点燃后，病人有热痛感时移去纱布的方法称之为"大灸蛇身"。两者结合灸治后能加速疱疹结痂和消退，减轻对神经的损伤。在毛发密集部位的疱疹或无法用乙醇纱布铺灸部位，只能灸疱疹两端。

第六节　痤　疮

痤疮是青春期常见的皮肤病。其特点是面颊部散在性丘疹样皮损，亦可分布于胸和背部。有多种疹型：如粉刺、丘疹、脓疮结节、囊肿和瘢痕。病因多为雄性激素分泌增加与毛囊口内的痤疮杆菌、白色葡萄球菌、毛囊虫等微生物共同作用所致。采用针灸治疗时，除针刺放血等方法外，加上灸法效果更好。

【取穴】阿是穴。

【灸法】阿是穴隔蒜灸 3 ～ 5 壮。

病例：邢某，男，23 岁，2013 年 7 月 25 日就诊。

面部痤疮 3 年，满脸痤疮瘢色素沉着。常有脓性疮。此次发作数量多，疮大，额部、颧部、下巴均有黄豆大小的脓疮。取穴：选定脓疮各隔蒜灸 5 壮，刺太阳、耳尖、耳垂、大椎各放血 10 滴，磁珠贴耳穴：神门、内分泌、心，3 天治疗 1 次，共治疗 5 次，痤疮退净，面部皮肤光亮正常。

第七节　寻常疣

疣是生于皮肤浅表部位的小赘生物。好发于颜面、颈部、手背等部位。表现为针头至绿豆或黄豆大小丘疹，高出皮肤，数目由单个至数个，可以散在或密集，也能融合成小片，大多沿血管扩散，其根脚如丝状较深，如果硬将其去除会重新生长。有的病程有自限性，1 ～ 2 年可自愈。也有持续多年不愈。无其他自觉症状。年轻人多为扁平疣，好发于面部和手背。较大的疣表面干燥而粗糙，触之结实；中老年人以乳突疣居多，好发于颈部。疣子数量多，色暗，形状细长，触之柔软。灸治是治疗疣子的最佳方法。

【取穴】阿是穴。

【灸法】扁平疣的艾炷需与疣面一样大，每粒疣各直接灸

5～7壮，乳突疣每粒直接灸1～2壮，灸后一定要让其自行枯落，切不可提前搓挖。

病例：吕某，男，19岁，2000年5月10日就诊。

鼻尖部及右侧鼻沟旁各生一绿豆大小扁平疣已6个月，洗脸时擦痛。取穴：在疣上各直接灸5壮，嘱洗脸不擦，平时不搔挖，10天后自行脱落，无任何瘢痕。

第八节　血管痣

血管痣以躯干，四肢隐藏部位较为多见。红色，针尖至粟粒大小，较大的可略高出皮肤，质软。因无自觉症状，一般不予处理。

【取穴】阿是穴。

【灸法】阿是穴直接灸1～2壮。

病例：陈某，女，16岁，1982年3月2日就诊。

前额发迹处长一血管痣，常因梳头梳破而流血难止。自己用头发将痣体扎紧，想让其脱落，结果又流血难止。十分痛苦。取穴：血管痣上直接灸1壮，随即痣体萎缩，从此无复发。

第十章　妇、儿、男科疾病

第一节　妇科疾病

一、子宫脱垂

凡子宫位置沿阴道下移，低于坐骨棘水平以下，甚至脱出阴道口外称子宫脱垂。多发于已婚已产及体力劳动妇女。与分娩损伤，盆腔支持组织薄弱和张力减低，腹压增加及盆腔斜度改变等有关，不及时治疗往往迁延不愈。中医称之为"阴挺"和"阴脱"。

【取穴】百会、肾俞（双）、关元、大敦。

【灸法】百会直接灸5壮，肾俞、关元各直接灸7壮，大敦直接灸3壮。

病例：关某，女，33岁，1990年4月23日就诊。

患者5年前身体极度虚弱仍坚持挑担等体力劳动，开始少腹下坠。有一次小便时感到有一物脱出，妇科检查为阴道前后壁及子宫脱出，给予子宫托使用至今。常常少气乏力，外阴下坠，下午起尤甚。小便频涩，带多腰酸，舌淡，苔白，脉弱。取穴：百会、关元各直接灸7壮，针刺肾俞、关元俞、三阴交。

1990年5月5日二诊：小便已正常，诸症减轻，但不能拿去子宫托。取穴：肾俞（双）直接灸7壮，关元、百会各直接灸7壮，大敦（双）直接灸3壮。

1990年5月20日三诊：已拿下子宫托参加日常轻便劳动，关元、肾俞尚在化脓。取穴：百会直接灸5壮，大敦（双）直接灸3壮，针刺血海、关元俞、三阴交。

1997年10月20日追访，一直体健无复发。

二、盆腔炎

妇女盆腔内有子宫、输卵管、卵巢、盆腔腹膜及盆腔结缔组织。由于病原体入侵可以导致一部分或几部分组织同时发病。根据病势缓急，病程长短分为急性与慢性。慢性患者常有下腹坠胀、疼痛、腰骶酸痛、月经不调、白带增多。由于盆腔充血和组织粘连刺激邻近组织，常有大小便异常感。长期炎症及急性发作会产生盆腔积液。

【取穴】腰阳关、肾俞（双）、中极、子宫（双）、归来（双）。

【灸法】腰阳关、肾俞各直接灸5～7壮，归来、子宫、中极各温针灸 2 壮。

病例：王某，女，41 岁，2013 年 6 月 24 日就诊。

患者腰酸痛，反复小腹痛伴小腹坠胀 1 年余。常有大便解不尽感觉。此次日夜少腹痛 6 天，医院输液治疗 3 天，腹痛未减。2013 年 6 月 21 日予 B 超检查示：盆腔内约 1.2cm 游离暗区，诊断为盆腔积液。现整天双手捧住小腹，不能直立，腰骶酸胀。取穴：肾俞、腰阳关各直接灸 7 壮，针刺血海、蠡沟。

2013 年 6 月 28 日二诊：小腹痛、腰骶酸胀略减，每日大便仍有里急后重。取穴：腰阳关、小肠俞（双）各直接灸 3 壮，中极、归来（双）、子宫各温针灸 2 壮。

2013 年 7 月 6 日三诊：腰骶及小腹胀痛均减轻。取穴：腰阳关、小肠俞各直接灸 3 壮，中极、归来、子宫各温针灸 2 壮。

后特告知痊愈。

三、不孕症

女子不孕症病机复杂，从临床分析大致有以下几个方面因素：一是女性生殖系统存在不同程度的病理情况，如子宫、卵巢发育不良，子宫重度后屈，输卵管不通畅，甚至卵巢瘤、子宫肌瘤等。二是内分泌系统出现不正常现象，如垂体问题、甲状腺问题、肾上腺问题、内膜异位、经前乳胀、黄体功能不全、雌激素分泌不足等。三是炎症，输卵管、宫颈、卵巢等处长期炎症。四是重度营养不良或缺乏维生素（E、A 和 B）等物质；另有一些人长期大吃大喝造成过度肥胖。五是各种精神压力。除一些原发灶无法剔除外，许多人通过多方调理有可能获得生育。

【取穴】关元、子宫（双）。

【灸法】关元、子宫各直接灸 5～7 壮，或温针灸 2 壮。

病例：周某，女，31 岁，2012 年 4 月 30 日就诊。

患者 2004 年结婚曾二次怀孕均为自行流产，之后一直没怀上，多次检查显示排卵不好，左右优势卵泡为零。月经量少，子宫内膜增厚，外阴瘙痒，输卵管通畅。每月经前乳胀，遇寒头痛，平素腰酸无力，舌质淡，少苔，脉弱。取穴：百会、关元、子宫（双）各直接灸 3 壮，针刺肾俞、内关、足三里。

2012 年 5 月 26 日二诊：1 周前来月经，此次量较前增多，且无经前乳胀。取穴：关元、子宫（双）各直接灸 5 壮，针刺内关、足三里、肾俞，之后怀孕生一男孩。

四、闭经

已形成月经周期后复停 3 个月以上者称之为闭经。排除生理性停经（青春期前、妊娠期、哺乳期及绝经前后）外，可分为真性闭经和假性闭经。真性闭经是因某种原因造成如精神因素、营养不良、贫血、结核、刮宫过度、内分泌功能紊乱等；假性闭经之先天发育不良或后天损伤引起下生殖道粘连闭锁，致月经不能排出。一旦发生闭经，直接影响生育。治疗时掌握具体情况，分别选取相应腧穴。

【取穴】百会、膈俞（双）、膏肓（双）、肝俞（双）、脾俞（双）、气海、子宫（双）。

【灸法】按病情选取百会、膈俞、膏肓、肝俞、脾俞，各直接灸 3 ～ 5 壮，气海、子宫各温针灸 2 壮。

病例：常某，女，24 岁，2014 年 5 月 21 日就诊。

去年 10 月结婚时已孕采取无痛人流后开始体重猛增（原来 45kg 增至 80kg），皮肤变黑，全身肌肉按之疼痛。今年二月起开始停经，且爱发脾气，有时尿急，化验示：支原体（＋），尿酸 385μmol/L（↑），低密度脂蛋白 4.04μmol/L（↑），乙肝表面抗原阳性，子宫内膜偏薄为 0.8cm，血小板（↑），凝血酶时间 18.9 秒（↑），子宫 B 超正常，舌尖红，苔白腻。取穴：脾俞（双）、肝俞（双）各直接灸 1 壮，中脘、大横（双）、中极、子宫（双）各温针灸 2 壮，针刺百会、地机、合谷、太冲。

2014 年 6 月 3 日二诊：5 月 26 日来月经，5 天净，四肢肌肉内侧痛，腰不能弯。取穴：膏肓（双）、脾俞（双）各直接灸1壮，气海、大横（双）、子宫（双）各温针灸2壮，针刺尺泽、阴陵泉、三阴交、合谷、太冲。

2014年6月10日三诊：肌肉仍痛，外阴痒，有甲状腺炎。取穴：肝俞（双）直接灸1壮，中脘、气海、子宫（双）各温针灸2壮，针刺人迎、血海、尺泽、阴陵泉。

2014年6月23日四诊：第二次月经来潮，量正常。取穴：尺泽（双）、阴陵泉（双）、合谷（双）、太冲（双）、子宫（双）各温针灸2壮。人肥胖，嘱少饮食，多运动。

五、乳腺小叶增生

乳叶增生是乳腺间质的良性增生，可发生于腺管周围，也可发生在腺管内而表现为上皮的乳头样增生，还有一类则为小叶实质增生。本病为妇女多发病之一，常见于25～40岁之间，可发生于单侧，也可发于双侧。可有多个大小不等的肿块，质韧实或有囊性感。可随喜怒，经期而消长。本病的发生与卵巢功能失调有关，为黄体素分泌减少，雌激素分泌相对增高所致。

【取穴】膏肓（双）、肝俞（双）、膻中。

【灸法】膏肓、肝俞各直接灸3～5壮，膻中艾条灸10～15分钟。

病例：陈某，女，42 岁，2010 年 5 月 30 日就诊。

患者经前 1 周开始乳胀触痛 2 年，伴心烦，腰背酸胀。发现两乳房肿块 6 个月，乳胀时肿块较坚韧，经期后变软，月经周期正常。取穴：膏肓（双）、肝俞（双）各直接灸 5 壮，针刺间使、梁丘，嘱下次开始乳胀时即来针灸。

2010 年 6 月 15 日二诊：略有乳胀，但不严重，背胀已减轻。取穴：膏肓（双）、肝俞（双）各直接灸 5 壮，膻中温和灸 15 分钟，针刺间使、梁丘。

2010 年 7 月 18 日三诊：上月 20 日月经来潮，本月至今无乳胀和其他不适，乳房肿块亦不明显。取穴：膏肓（双）、肝俞（双）各直接灸 5 壮，针刺同前。

六、产后缺乳

乳房发育正常，亦无乳房胀满疼痛等乳汁不通现象，产后或哺乳期间乳汁分泌甚少，或乳汁几乎全无称"产后缺乳"。西医认为，产后乳汁分泌是一个复杂的神经体液调节结果，与垂体催乳素的分泌相关。日常中大多数认为是产后气血亏虚，营养缺乏所致。一般均采用饮食补充营养和采取各种催乳、生乳、通乳等方法。临床应用针灸催乳效果显著。

【取穴】膻中、乳根。

【灸法】膻中、乳根艾条温和灸 15～20 分钟（至乳房周围潮红为度）。

病例：王某，女，30 岁，1986 年 5 月 14 日就诊。

患者已生育 2 个女儿，奶水可以勉强喂养。今年 1 月第三胎生下一男孩，奶水极少，几乎没有乳汁分泌。诊见：身体状况良好，而两乳房如老年人那样干瘪。取穴：乳根、膻中温和灸 20 分钟，针刺内关、足三里。隔天针灸 1 次，共计 4 次，乳汁分泌很多，之后其子发育良好。

【按语】

（1）妇科盆腔炎发病率高，采用温针灸气海、关元、水道或归来，许多人盆腔积液消退，见效较快。

（2）由于输卵管堵塞、空卵巢、月经不调等各种妇科病引起不孕症，灸关元、子宫穴，增加子宫和卵巢功能。

（3）中年以上妇女容易小叶增生，灸肝俞、膏肓可以防治。

第二节　儿科疾病

小儿身体娇嫩，生长发育迅速，各器官发育不完善，易受各种因素影响而发生病理性反应。有时适当针灸刺激，可以很快纠正其不良情况。

一、小儿遗尿

根据一些教材有 3 周岁，6 周岁不同指定，小儿睡眠中小便不能自控而尿床者，称为"小儿遗尿"。由于生理发育上的差异性，自控能力可以有迟早。但 5 周岁以上每晚遗出，有的到发育成人才停止则应予治疗。西医认为可能存在大脑皮质和皮质下中枢功能失调及泌尿系异常，感染甚至隐性脊柱裂等病因。从临床分析，多以膀胱充盈时未向大脑汇报使人觉醒排尿，而膀胱自排，属于膀胱信息传递功能不健全所致。

【取穴】百会、中极。

【灸法】百会、中极艾条温和灸 10 ～ 15 分钟。

病例：张某，男，12 岁，2012 年 3 月 8 日就诊。

患儿自幼遗尿，每晚遗出 5 次以上，其母是妇科医生，用尽各种方法，曾自己试用针灸治疗均未能收效，只好用闹钟 1 小时 1 次唤醒自己催儿子小便，但后半夜实在太困听不到铃声，因此每晚仍有一两次遗出。取穴：百会、中极各温和灸 15 分钟。

2012 年 3 月 10 日二诊告知，首诊治疗当晚即能自起小便，并喜悦地向母亲点赞针灸神奇。取穴：百会、中极各温和灸 15 分钟。追访从此未遗尿。

二、小儿夜啼

小儿白天各种体征均正常，但晚上常睡中易惊醒，甚至整夜哭闹不停，一旦哭闹就不能自控，也不能因为哄逗而停止。多为惊吓所致。

【取穴】百会。

【灸法】百会艾条温和灸 10～15 分钟。

病例：戴某，男，18 个月，1998 年 4 月 7 日就诊。

患儿 1 个月前因放礼炮受惊后，每晚睡眠中惊跳而醒，随即开始大哭，用尽各种方法均不能入睡。取穴：百会温和灸 15 分钟，点刺双少冲。

1998 年 4 月 8 日二诊：当晚就能熟睡，且翻身亦不惊醒，取穴：百会温和灸 15 分钟，点刺少冲。

三、小儿疝气

患小儿疝气多为男性婴儿。正常情况下婴儿在出生不久，腹膜鞘状突会萎缩闭塞，仅在睾丸附件形成固有鞘膜。若腹膜鞘突继续开放，在腹膜压力增高和肠管冲撞中，上部残留鞘状突逐渐增大，使肠管沿腹股沟从外环穿出至皮下进入阴囊，形成腹股沟疝；在脐带凋谢后，腹膜封闭不全，可形成脐疝。由于周岁婴儿不具备疝气手术条件，只能采用保守疗法。灸法治疗婴儿疝气效果明显。

【取穴】百会、患侧独阴、大敦。

【灸法】百会温和灸 10～15 分钟，独阴直接灸 5 壮，大敦直接灸 3 壮。

病例：刘某，男，出生 3 个月，2005 年 8 月 15 日就诊。

患儿 1 周前突然啼哭不停，到医院儿科诊治，经检查为腹股沟疝，并有轻度嵌顿。医生予其回纳后，嘱随时注意，全家人恐慌。诊见：右侧腹股沟疝，鸡蛋大小。取穴：百会温和灸 15 分钟，右独阴直接灸 5 壮，右大敦直接灸 3 壮。嘱绷带固定 15 天。追访无再发作。

四、小儿腹泻

又称消化不良，以 2 岁以下婴儿多见。常大便次数明显增多，泻薄便，绿色便或水样便，伴不消化的乳食及黏液。夏秋季易发，常迁延不愈。

【取穴】中脘、气海、天枢（双）。

【灸法】中脘、气海、天枢艾条温和灸 10～15 分钟。

病例：商某，男，年龄 13 个月，2012 年 7 月 15 日就诊。

反复腹泻 15 天，一直用药，次数没有减少，每日大便七八次，有时稀烂，有时水样，患儿消瘦厌食。取穴：中脘、气海、天枢（双）各温和灸 15 分钟，针刺足三里。

2012 年 7 月 16 日二诊，针灸后大便开始较前干燥，只泻 3 次。取穴：中脘、气海、天枢（双）温和灸 15 分钟，针刺足三里。

五、小儿发育不良

人有遗传基因决定身材，也有营养吸收影响发育，但到一定年龄段还远远达不到同龄人的身高体重，没有正常发育的明显标志者，应定为发育不良。对于发育过程中过于矮小者，应予以关注。通过针灸的良性刺激，许多人有可能促进发育。

【取穴】膏肓（双）。

【灸法】膏肓直接灸 7 壮，灸后贴灸疮膏 1 个月。

病例：蔡某，男，19 岁，1994 年 5 月 28 日就诊。

患者因母亲患肺结核，出生后只吃 20 多天母乳，7 岁时母亲病死，一直体弱多病致发育不良。诊见体形犹如十多岁小孩，穿其父亲西装前来就诊，上衣盖到膝部，测身高

140cm，体重32kg。取穴：膏肓（双）直接灸7壮，并贴灸疮膏，针刺足三里。追访得知针灸后逐日开始发育，第2年征兵时达到参军身高体重标准而被招收入伍。

六、小儿癫痫

小儿在没有急性病症情况下出现突发意识丧失，阵发痉挛或抽搐等症状称为"慢惊风"，属于小儿癫痫。发病机制复杂，影响因素颇多。除少数有遗传因素外，多由围生期损伤、颅脑损伤、高热、缺氧、中枢神经系统感染、电解质失调、内分泌改变、中毒、某些药物、睡眠剥夺、过度饮水等原因所致。治疗以控制病症发作为准则。

【取穴】百会、上星、大椎。

【灸法】百会、上星、大椎各直接灸1壮或温和灸15分钟。

病例：俞某，女，9岁，1988年3月26日就诊。

患儿3岁时患中毒性肺炎，抢救治愈出院后第3天开始抽筋，时抽时止，时间短暂（不超过半分钟），至1985年（6岁）一直未经治疗。之后抽筋次数增多，每日抽10次以上，虽听力正常但不能言语。本月19日发热（体温39℃），注射青霉素3天，热退，第4天开始日夜频繁抽搐。约5分钟1次，持续1分钟左右。诊见：发育一般，四肢功能基本正常，但右侧上下肢肌肉略有萎缩，目光凝视，呼之不搭理，智力低于一般，时有抽搐发作。取穴：百会、上星、大椎各温和灸15分钟，针刺风府、曲池、合谷、阳陵泉、委中、太冲。

3月27日二诊：昨日针灸后抽筋缓解，后半夜渐渐停止抽搐，且能熟睡。今晨硬把她叫醒送来针灸，针灸取穴和治法同前。嘱隔日针灸治疗1次。至4月30日，经15次针灸治疗，抽搐基本消除，并能简单说话，停止治疗。

【按语】小儿娇嫩，且对各种刺激反应极其敏感，通过灸治温热特定腧穴，许多时候可以收到显著效果。最常见的小儿夜寐不安，温灸百会肯定会睡得安旦。小儿遗尿，温灸百会、中极每获良效。小儿疝气单灸独阴亦可收效。婴幼儿腹泻时将神阙、天枢、气海部位温和灸至潮红，不管腹泻有多严重即能制止。小儿厌食温灸中脘可使开胃。对体弱婴幼儿都可以从灸法入手，开展小儿灸法以防治疾病应作为一课题工作。

第三节　男科疾病

男性虽有专科医院诊治，但有些病症配合针灸治疗比较合适。

一、前列腺肥大

前列腺肥大是中老年人常见病，由于前列腺良性增生，造成下尿道梗阻导致排尿困难为主要临床表现。早期表现为夜尿增多，排尿费力，晚期出现严重尿频，尿流细，尿滴沥和急性尿潴留。其发病原因尚不十分清楚。一般认为可能与性激素平衡失调或其他内分泌器官激素失调有关。

病例：叶某，男，70 岁，1998 年 8 月 8 日就诊。

患者检出前列腺肥大六七年，日夜小便时疼痛，每当疼痛甚时服安乃近 2 片，注射大剂量青霉素。服用前列康，有药物反应停服。平素腰部酸痛，10 天前开始尿潴留，插上导尿管不敢拔去。取穴：肾俞（双）、关元、中极各直接灸 7 壮，针刺足三里、三阴交。

1998 年 8 月 10 日二诊：回家后觉得小便已通，自行硬拉拔出导尿管，后小便通畅且无疼痛。取穴：肾俞（双）、关元、中极各直接灸 7 壮，嘱贴灸疮膏 1 个月。

二、男子不育

影响男性生育能力的因素有睾丸生精功能缺陷，内分泌功能紊乱、精子抗体生成、精索静脉曲张、输精管阻塞、外生殖器畸形和性功能障碍等。除先天性生理上障碍外，多数是因精子数量少，质量差，活力低及部分人射精障碍所致。这些人存在精、气、神不足症状。针灸可以激发机体功能，改善身体状况，达到生育能力。

【取穴】膏肓（双）、关元、精宫（双）。

【灸法】膏肓、关元、精宫各直接灸7壮。

病例：赵某，男，33岁，2012年4月30日就诊。

2008年3月婚礼后其妻子自然流产，之后一直未能怀孕。自觉性功能不强、体倦乏力、精神不振、消瘦。医院检查：睾酮2.14mmol/L，精子活力0.30。服中、西药无改善症状。取穴：膏肓（双）、关元、精宫（双）各直接灸7壮，予贴灸疮膏1个月。

2012年6月2日二诊：精神状况大有好转。取穴：膏肓（双）、关元、精宫（双）各直接灸7壮，贴灸疮膏。

2012年8月妻子怀孕，后生一子。之后各项功能正常。

2015年11月又生一子。

三、阳痿

阳痿指青壮年时期各种原因而致阴茎萎弱不起或临房举而不坚等状况，多由于虚损、惊恐及某些虚损病症所致。西医认为与大脑皮质功能紊乱、脊髓性中枢功能紊乱和生殖器官病变等有关。

【取穴】腰阳关、关元。

【灸法】腰阳关、关元各直接灸 7 壮。

病例：丁某，男，32 岁，2010 年 3 月 10 日就诊。

患者 3 年前与一女子结婚，由于阳痿而离异，今年又与一女子再婚，但阳痿使两人着急。平素腰骶酸痛，晨起腰部痛甚而就诊于针灸科。取穴：腰阳关、关元各直接灸 7 壮。

2010 年 3 月 15 日二诊：诸症好转，腰痛减轻。取穴：腰阳关、肾俞（双）、关元各直接灸 5 壮。

2010 年 3 月 20 日三诊：腰基本不痛，性功能正常。取穴：腰阳关、关元各直接灸 7 壮。当年 5 月其妻怀孕，后生一子。

【按语】男科疾病有功能性问题和前列腺问题，一般情况下，均可灸关元、肾俞，不但能治病，且能保健，延年益寿。